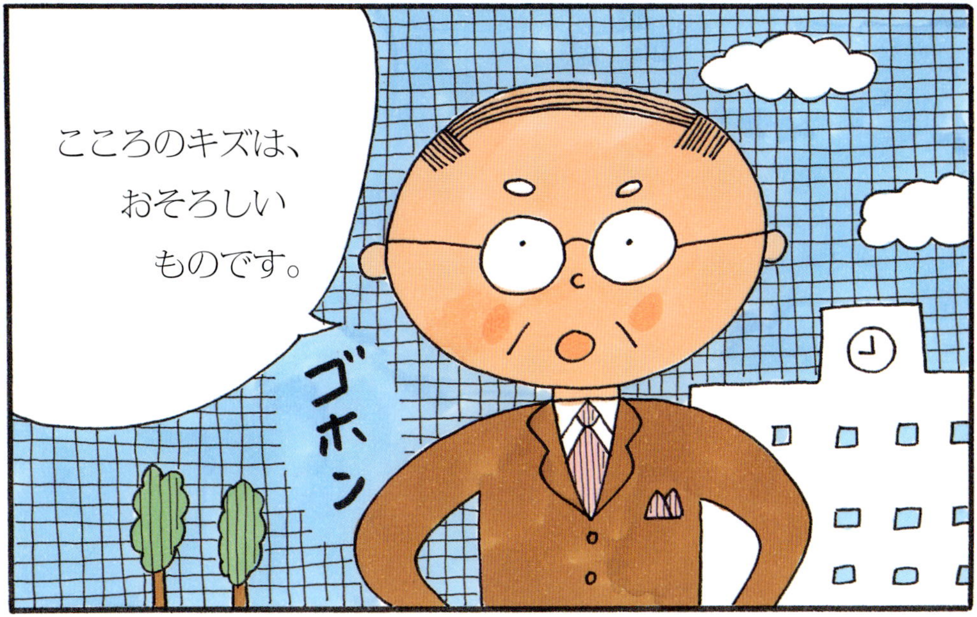
ゴホン
こころのキズは、
おそろしい
ものです。

考える絵本●1

こころ

益田ミリ 絵
文 香山リカ

大月書店

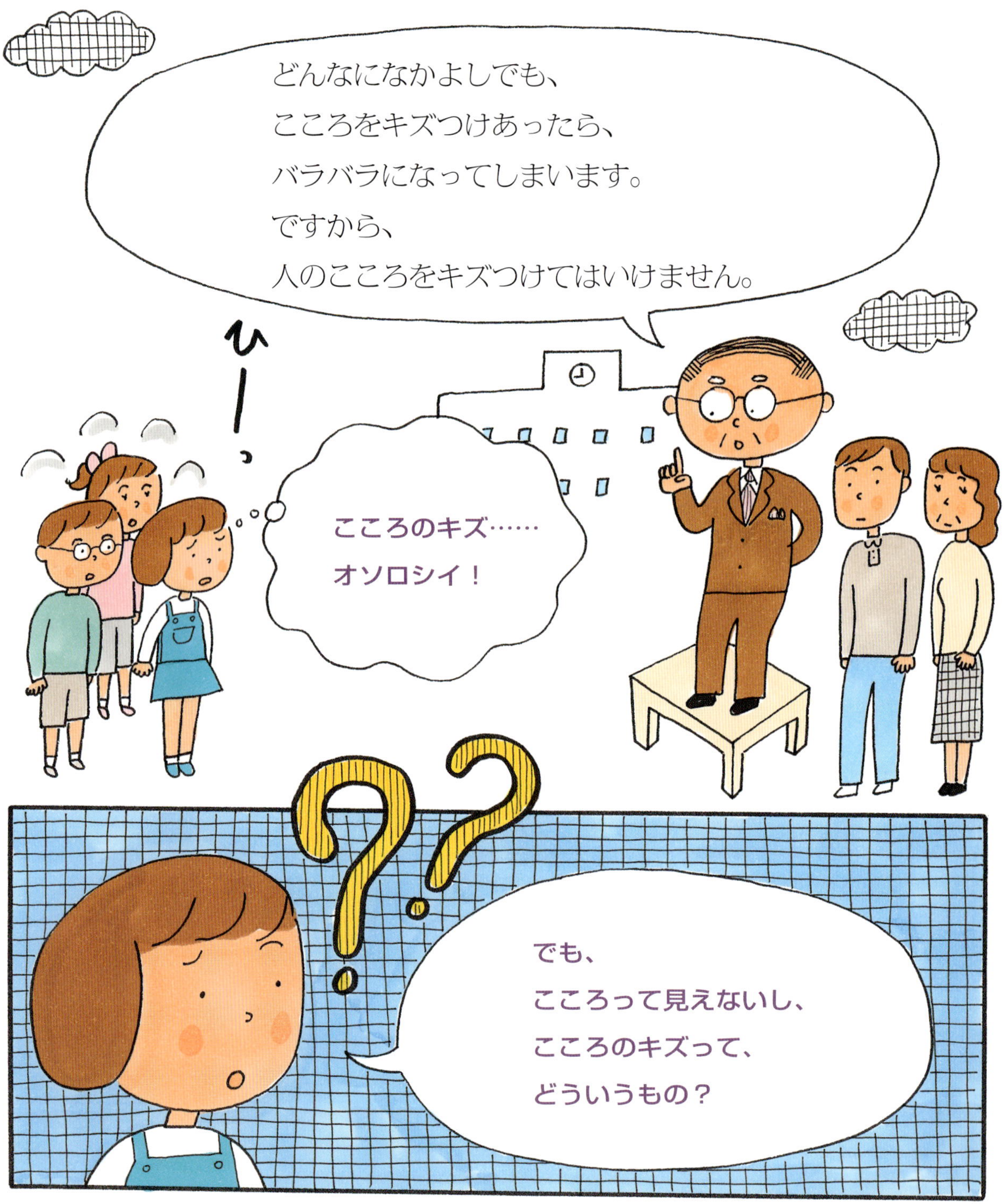
どんなになかよしでも、
こころをキズつけあったら、
バラバラになってしまいます。
ですから、
人のこころをキズつけてはいけません。
ひー
こころのキズ……
オソロシイ！
でも、
こころって見えないし、
こころのキズって、
どういうもの？

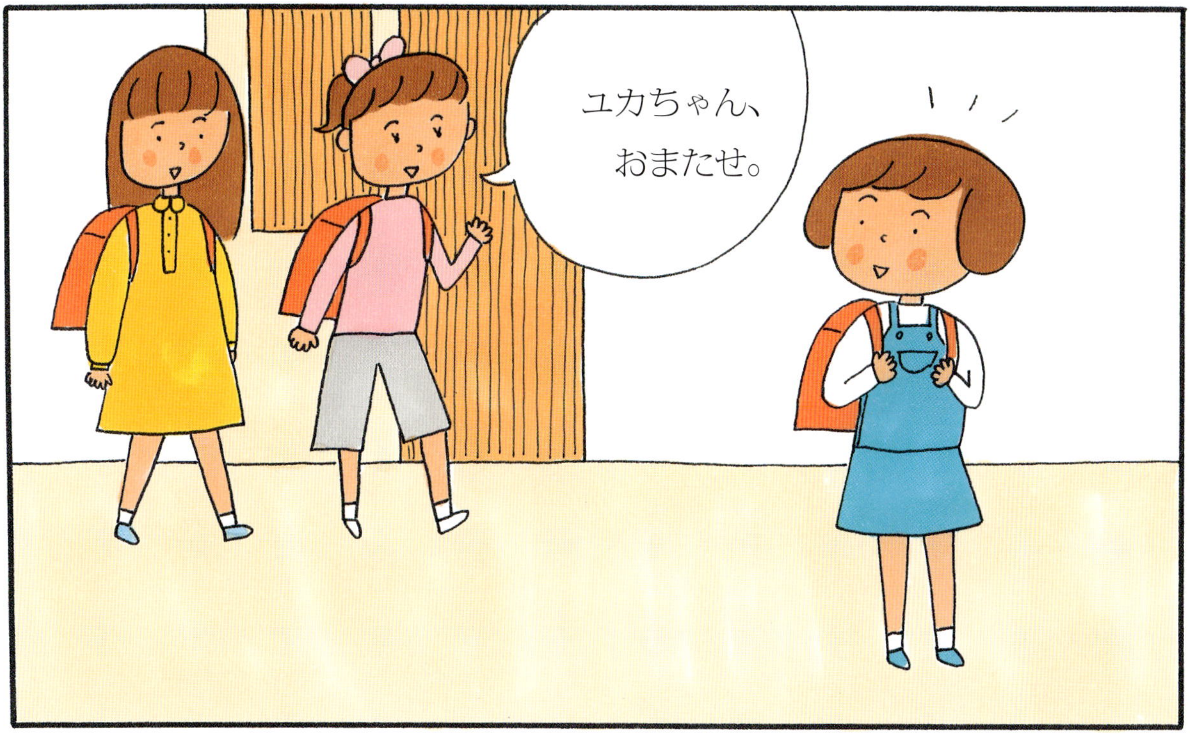

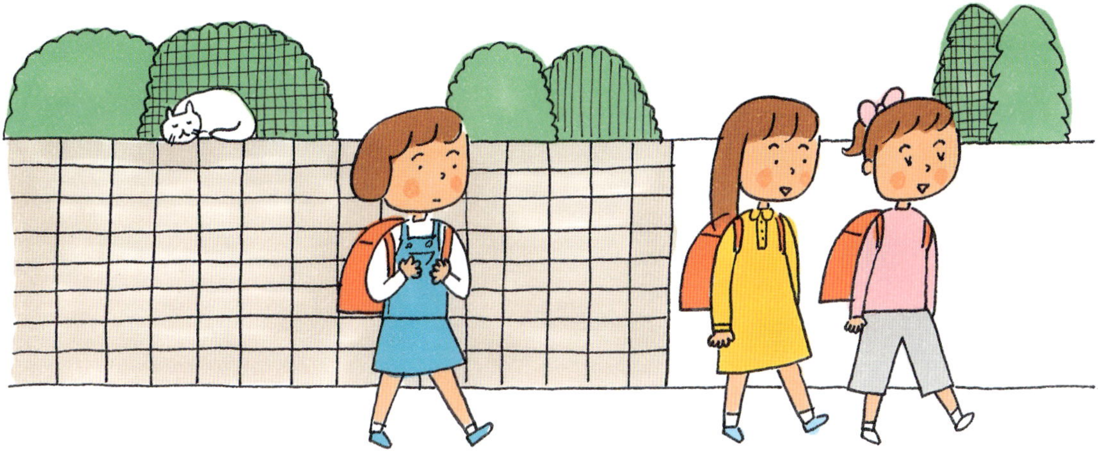

ピンクのリボンのトモミちゃん、長いかみのカリンちゃん。

いつもいっしょに帰る、３人組です。

みんなは、こころのキズのこと、どう思っているのかな？

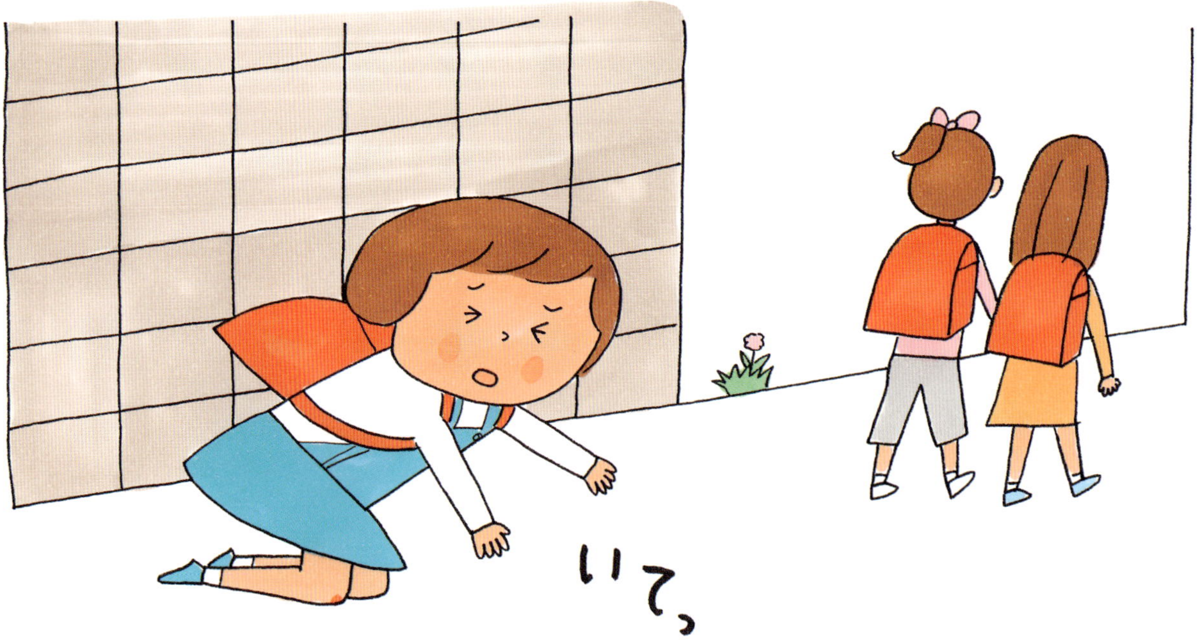

考えごとをして歩いていたら、ころんでしまいました。

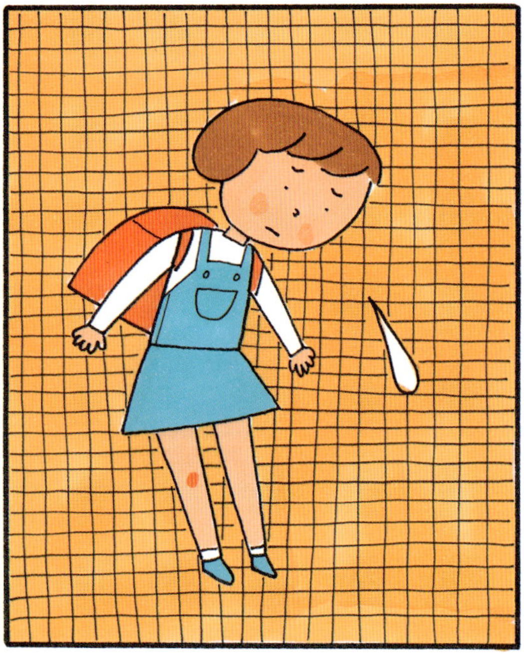

ひざをすりむいて、
キズ口から　血がにじんできました。
すると、
空からバンソウコウが　1まい
降《ふ》ってきたのです。

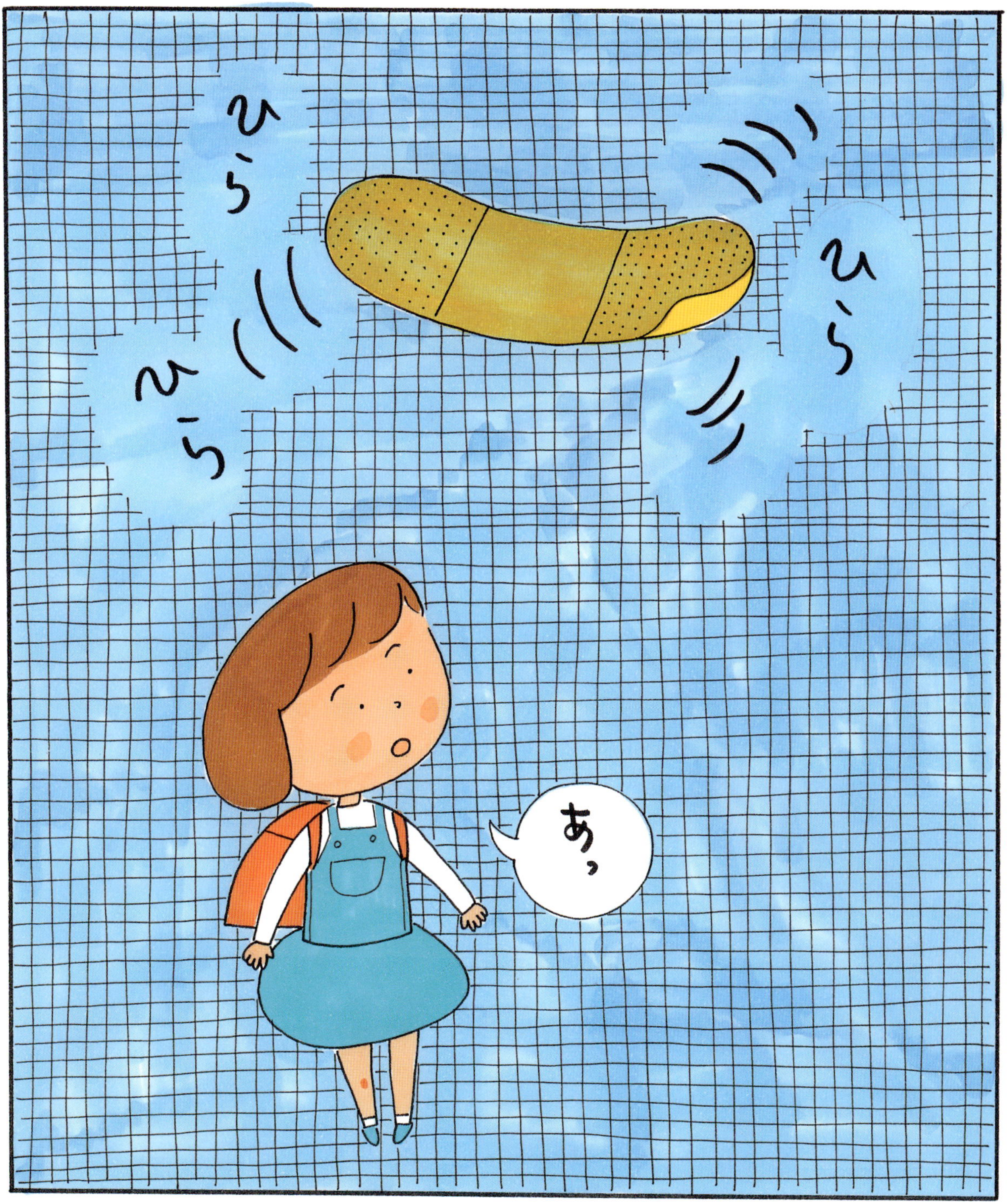
ひら
ひら
ひら
あ、

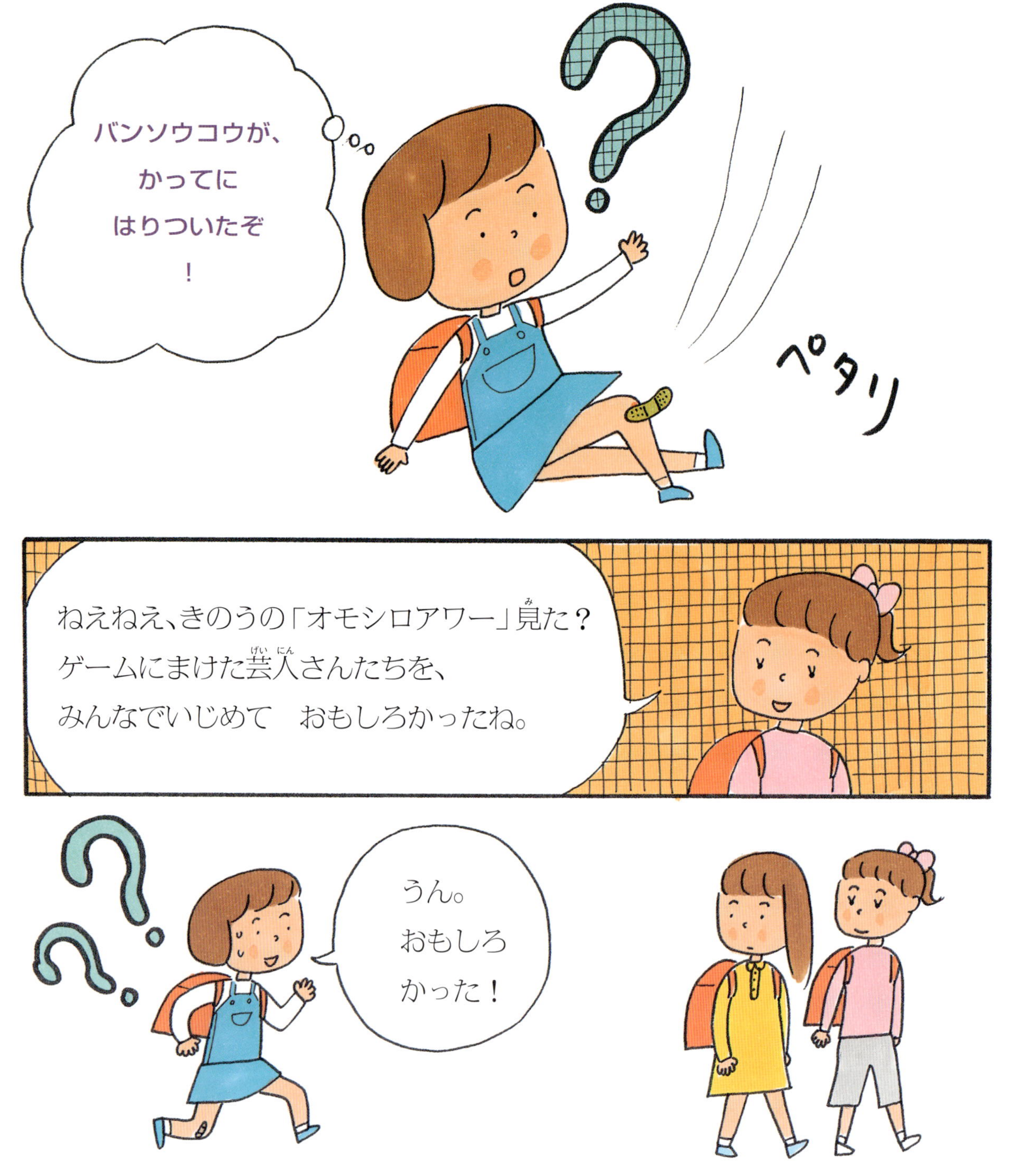

バンソウコウが、
かってに
はりついたぞ
！
ペタリ
ねえねえ、きのうの「オモシロアワー」見《み》た？
ゲームにまけた芸《げい》人《にん》さんたちを、
みんなでいじめて　おもしろかったね。
うん。
おもしろ
かった！

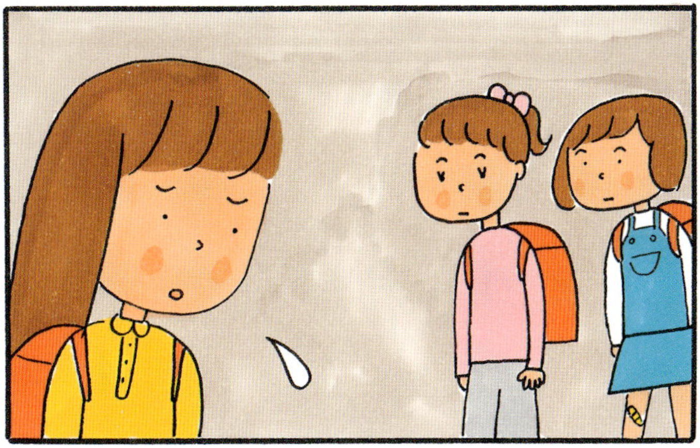

だけど、
カリンちゃんは、
「いじめられて　かわいそう」って、
言いました。

「カリンちゃん、いい子ぶってる。」

「ごめん
やっぱり
すごく
おもしろかった。」

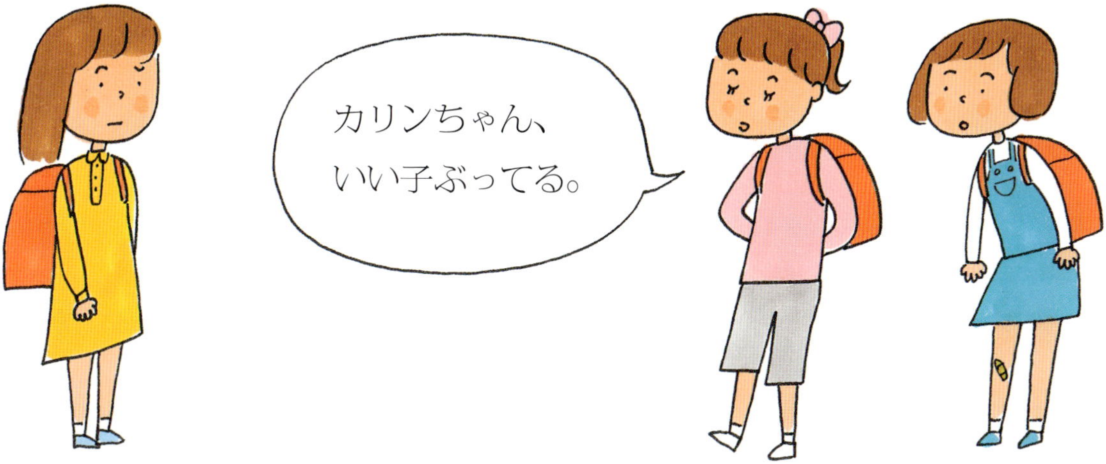

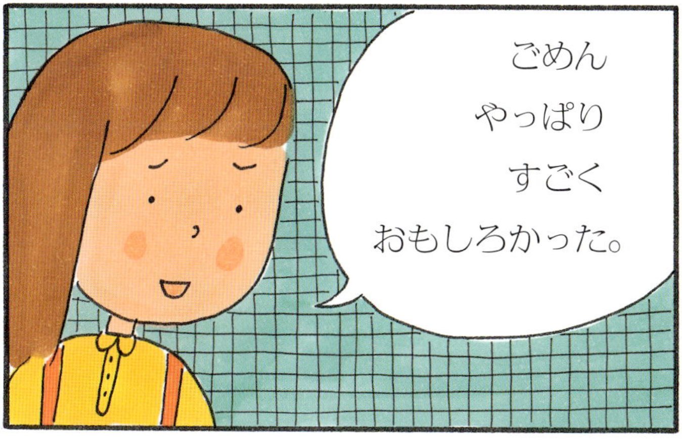

カリンちゃんがあやまると、
ビックリすることが
おこったのです！

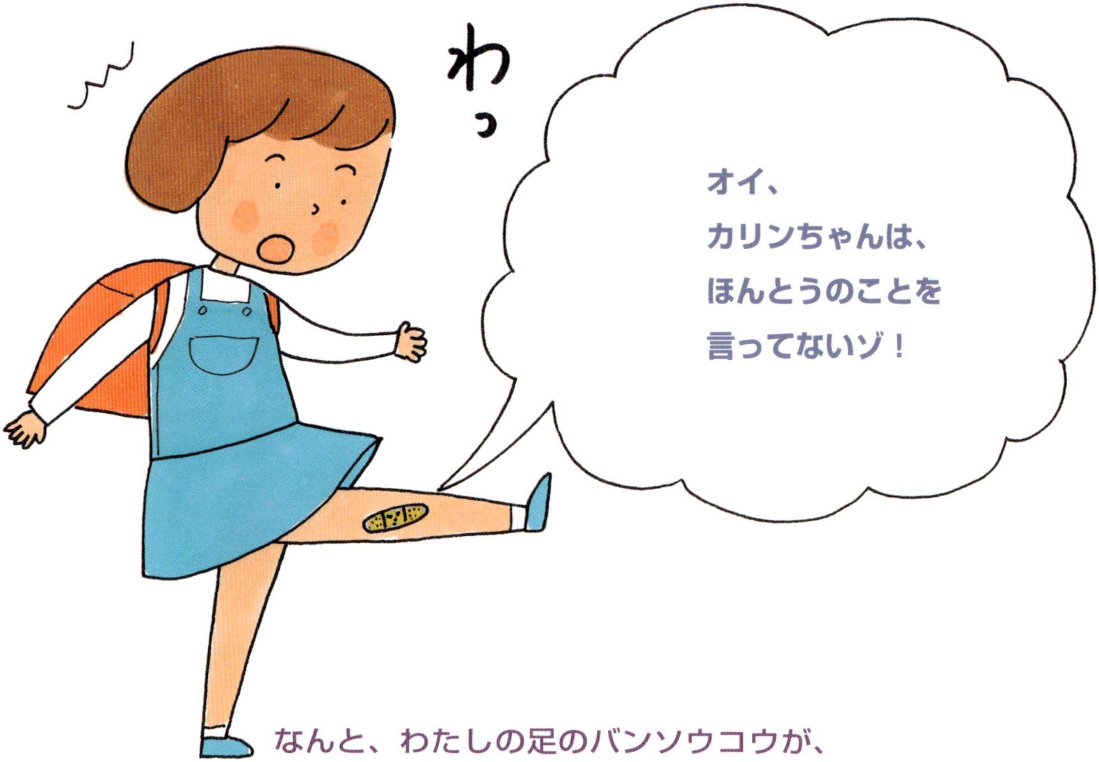
わっ
オイ、カリンちゃんは、ほんとうのことを言ってないゾ！

なんと、わたしの足のバンソウコウが、
しゃべりだしたのでした。

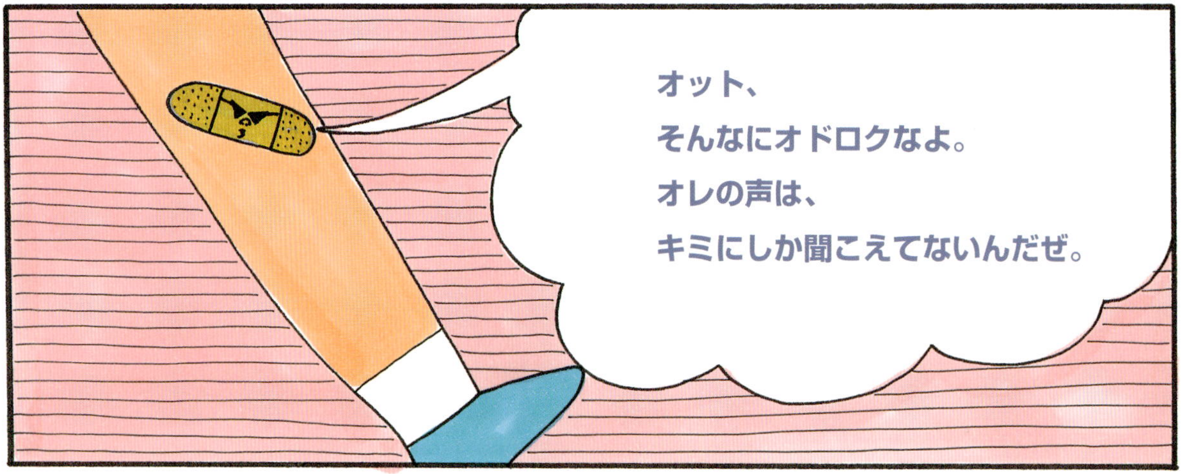
オット、そんなにオドロクなよ。オレの声は、キミにしか聞こえてないんだぜ。

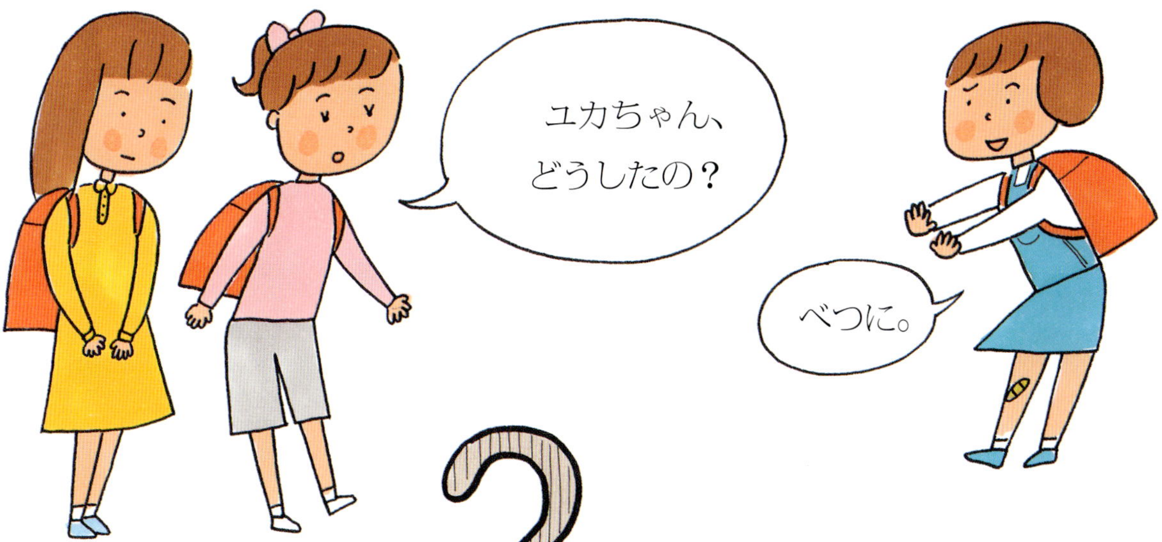
ユカちゃん、
どうしたの？
べつに。

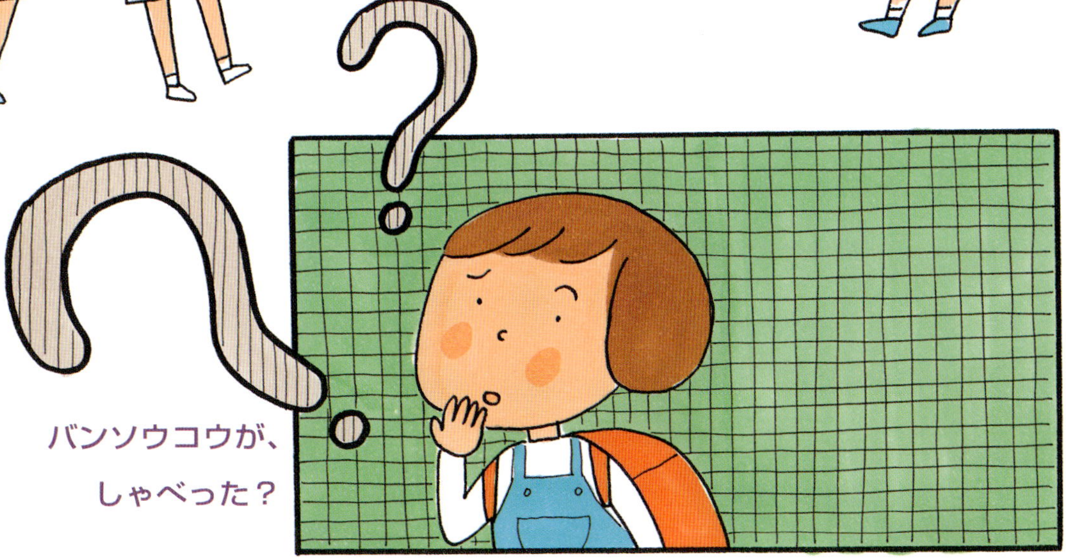

バンソウコウが、
しゃべった？

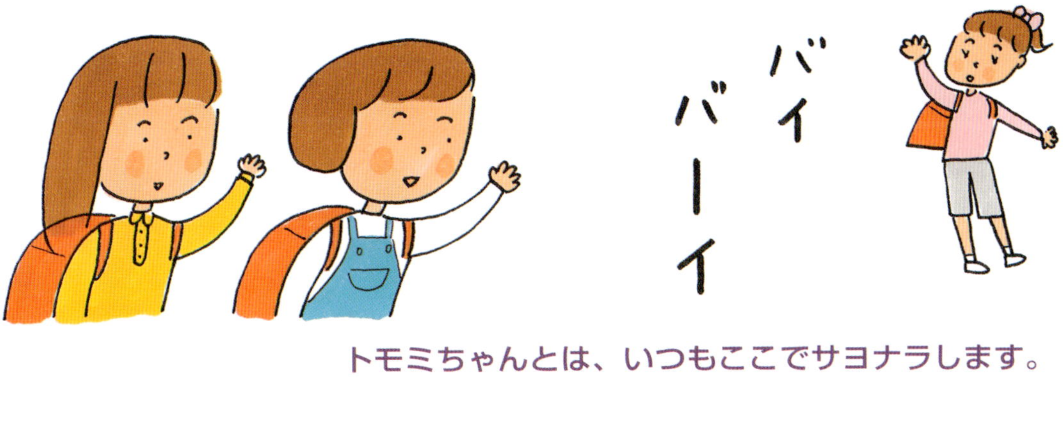
バイバーイ

トモミちゃんとは、いつもここでサヨナラします。

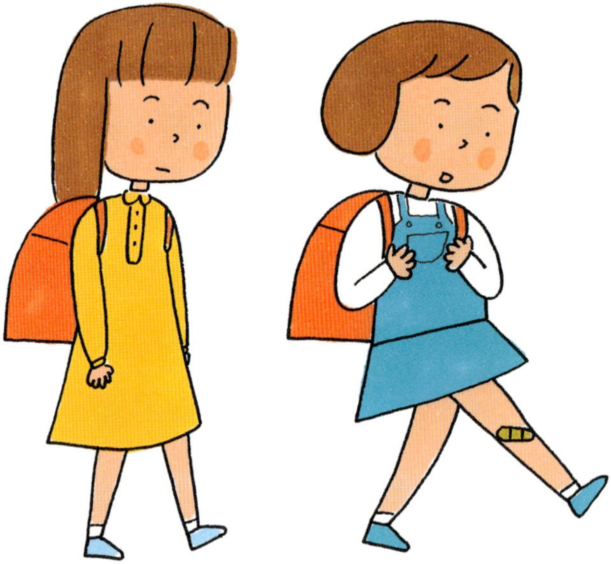

バンソウコウがしゃべるわけない。
でも、気になるな……。
もう一度、
カリンちゃんに聞いてみようかな。

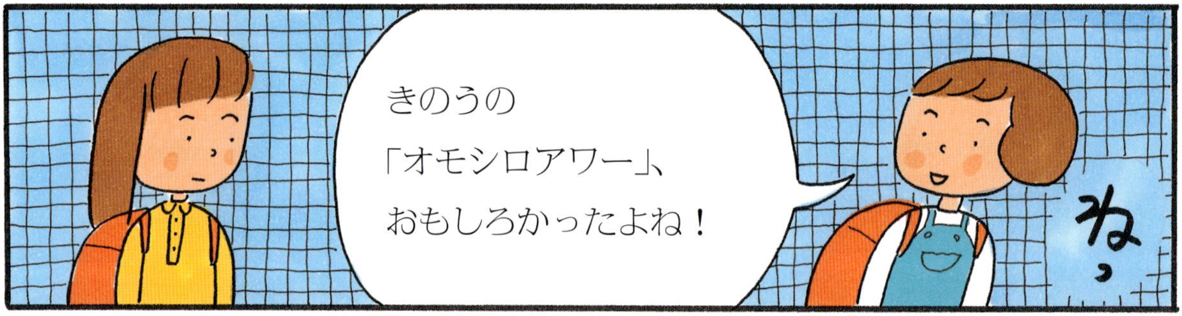
きのうの
「オモシロアワー」、
おもしろかったよね！
ね、

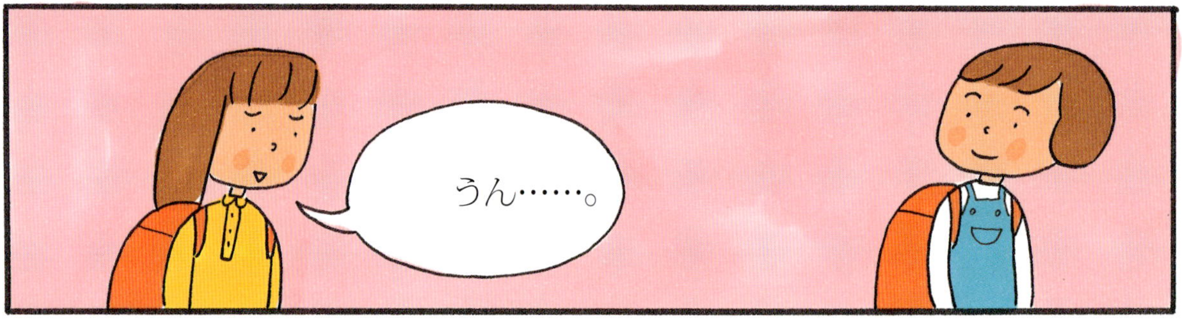
うん……。

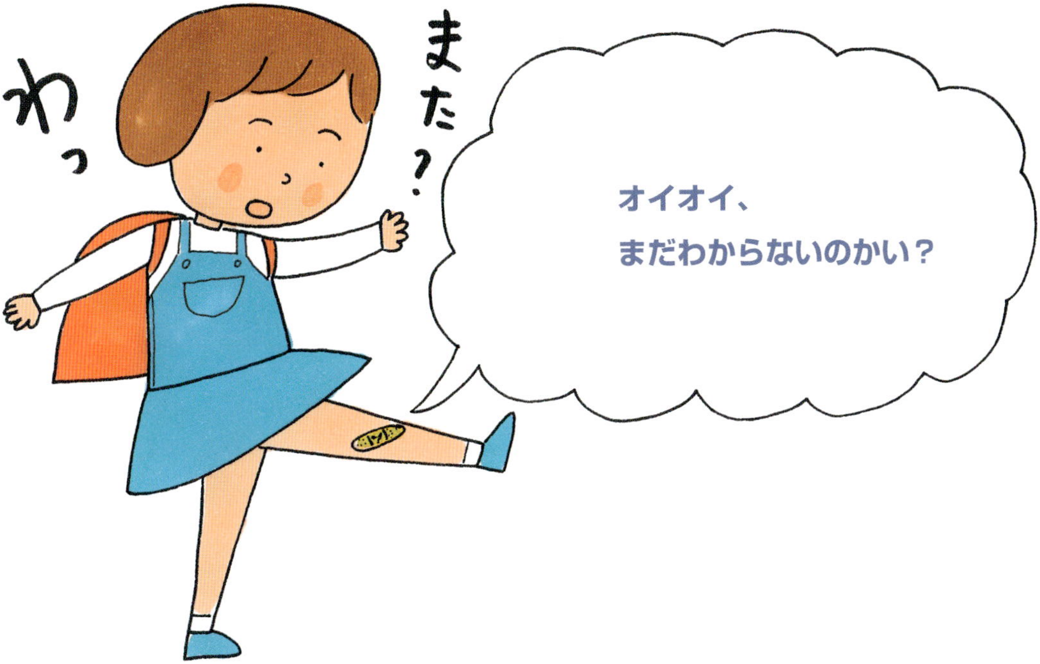
わっ
また？
オイオイ、
まだわからないのかい？

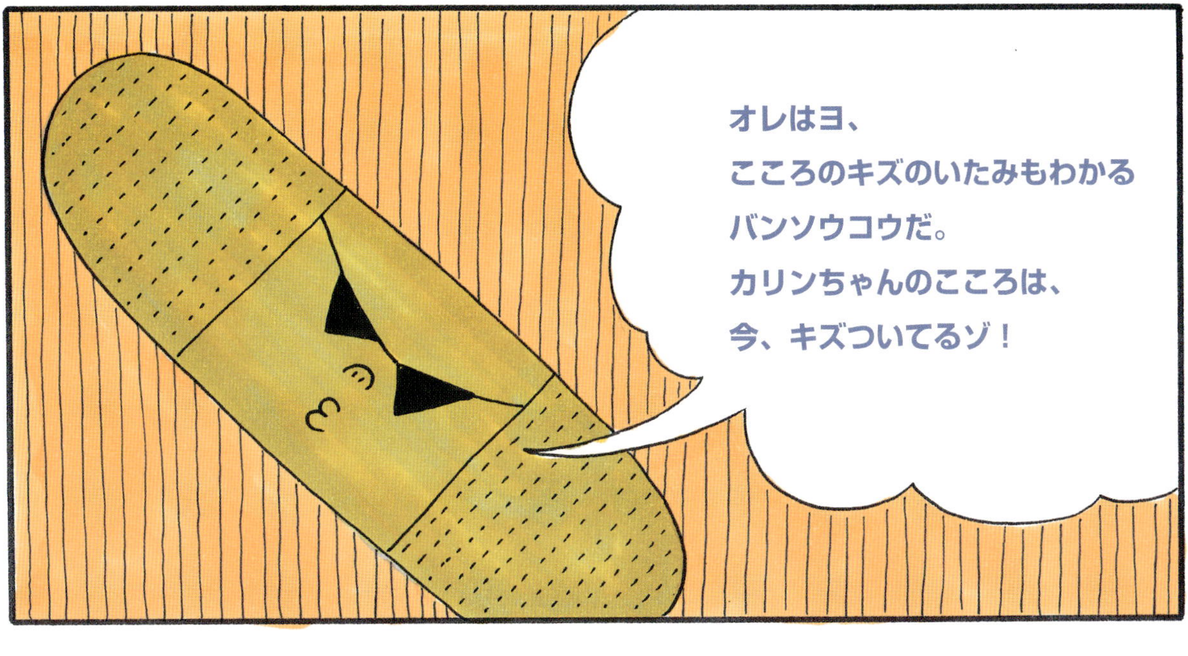
オレはヨ、
こころのキズのいたみもわかる
バンソウコウだ。
カリンちゃんのこころは、
今、キズついてるゾ！

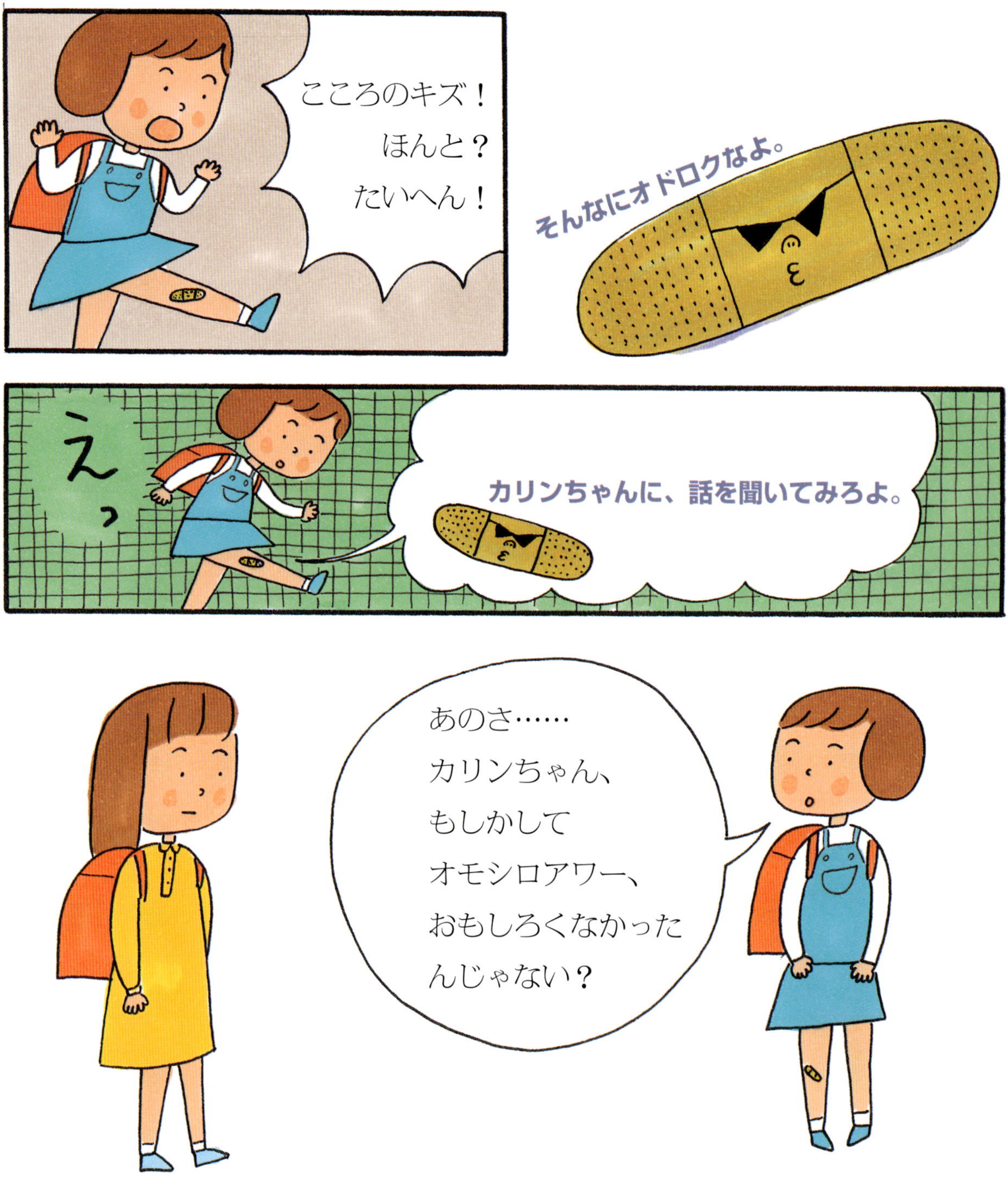

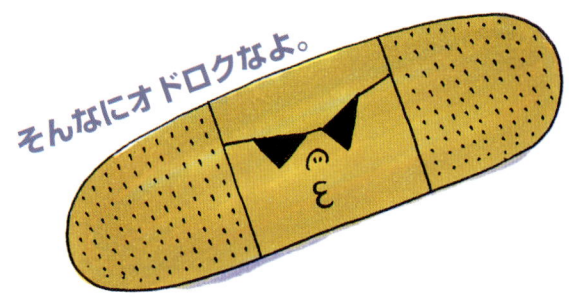

こころのキズ！ ほんと？ たいへん！
そんなにオドロクなよ。
えっ
カリンちゃんに、話を聞いてみろよ。
あのさ…… カリンちゃん、もしかして オモシロアワー、おもしろくなかったんじゃない？

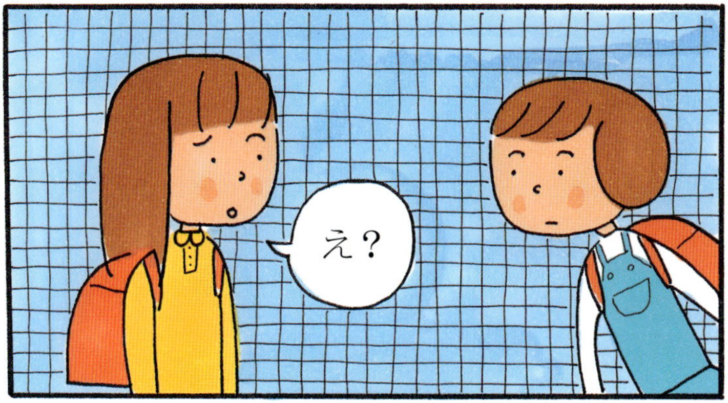

カリンちゃんは、
ちょっとびっくりして、
それから話してくれました。

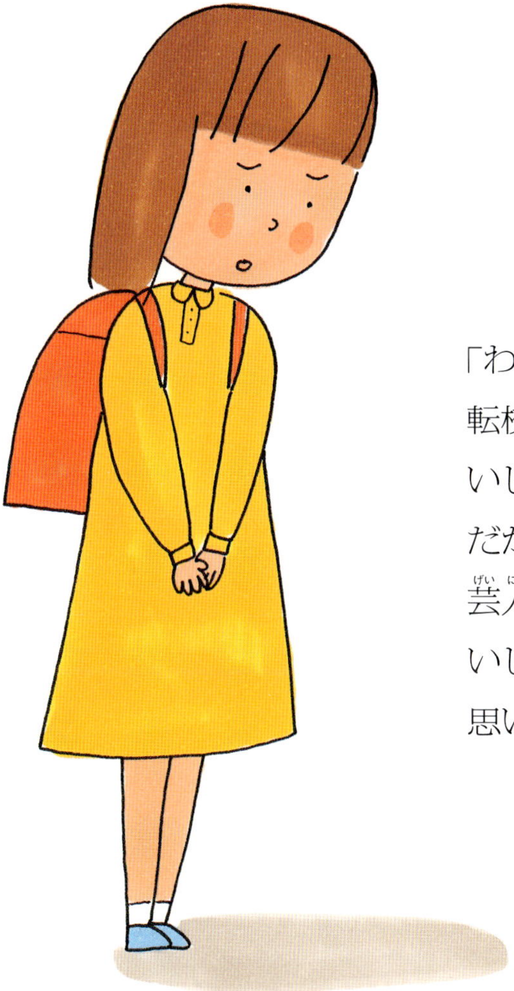

「わたし、
転校してくる前の学校で、
いじめられてたの。
だから、
芸《げい》人《にん》さんが
いじめられているのを見ると、
思いだしてしまうんだ。」

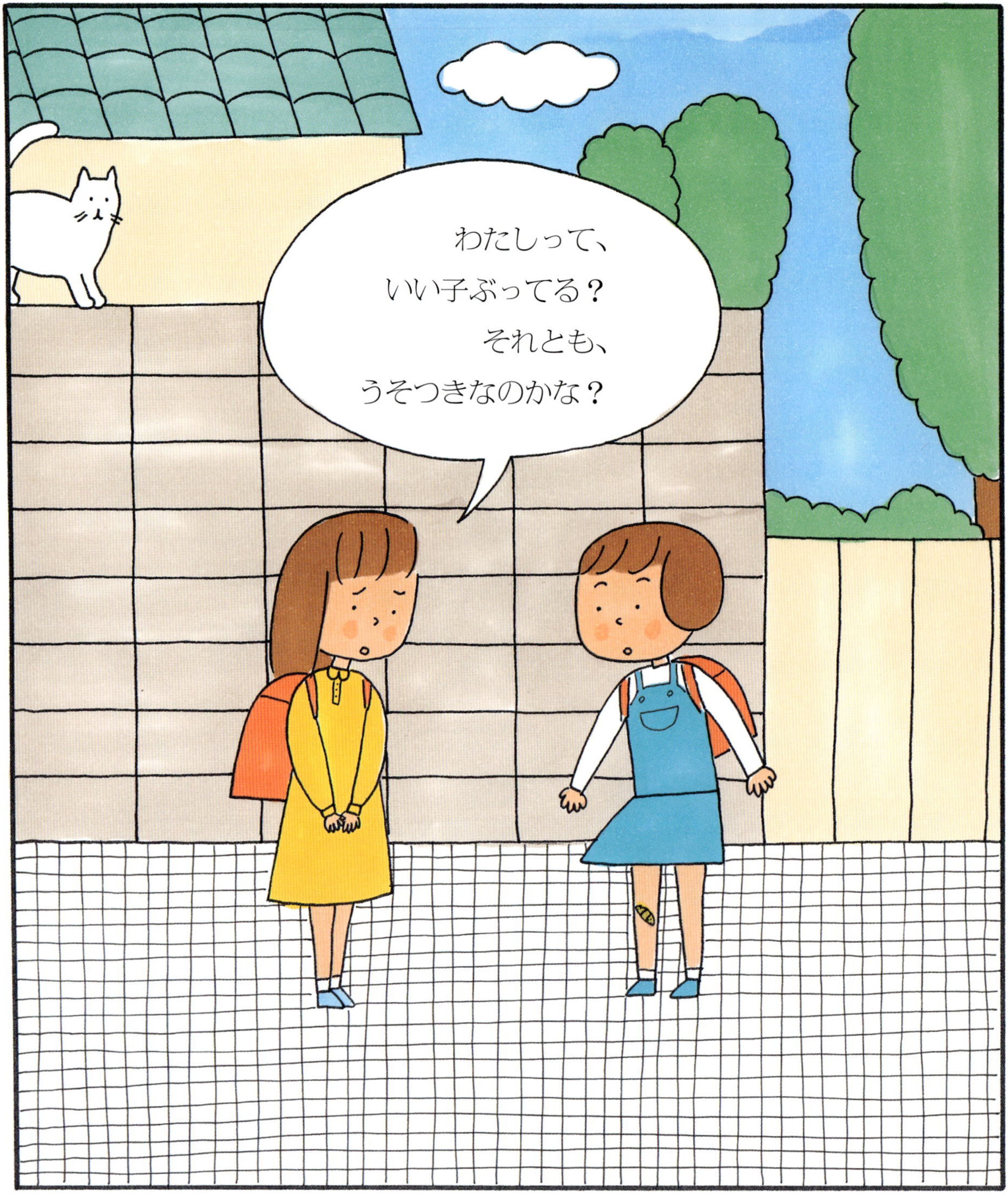
わたしって、
いい子ぶってる？
それとも、
うそつきなのかな？

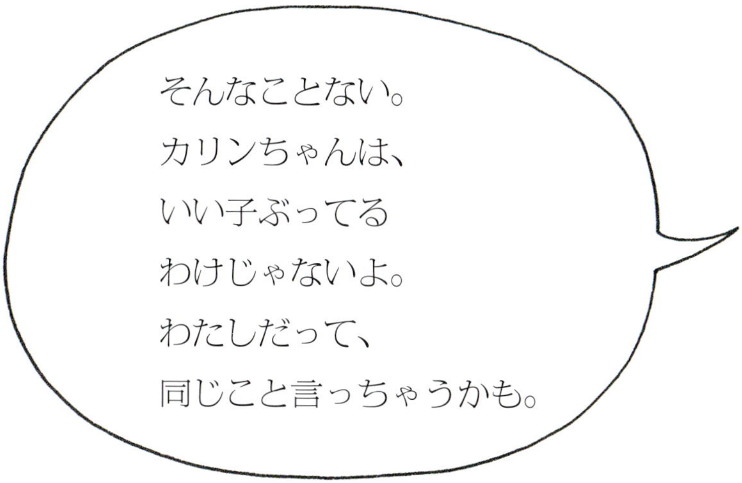
そんなことない。
カリンちゃんは、
いい子ぶってる
わけじゃないよ。
わたしだって、
同じこと言っちゃうかも。

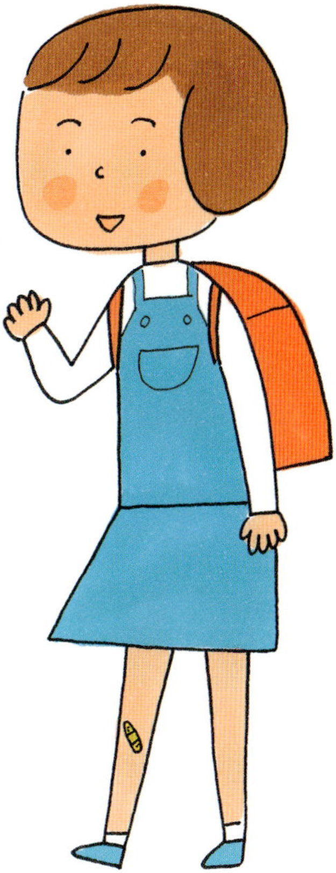

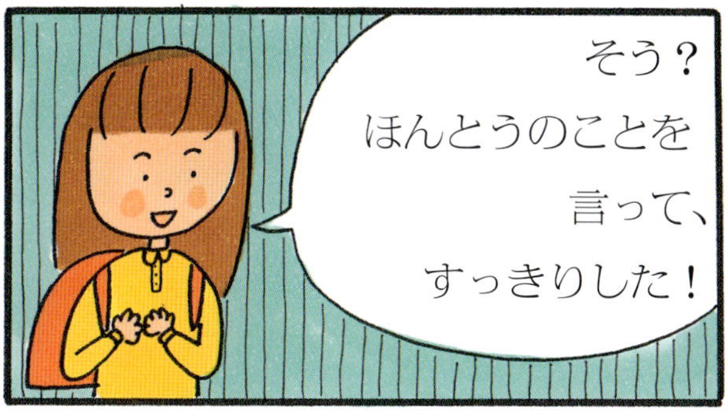
そう？
ほんとうのことを
言って、
すっきりした！

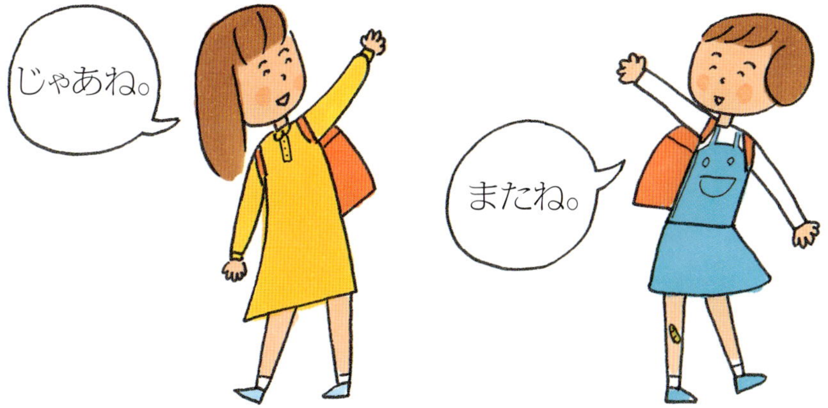
じゃあね。
またね。

カリンちゃんと、
いつものように
サヨナラしました。

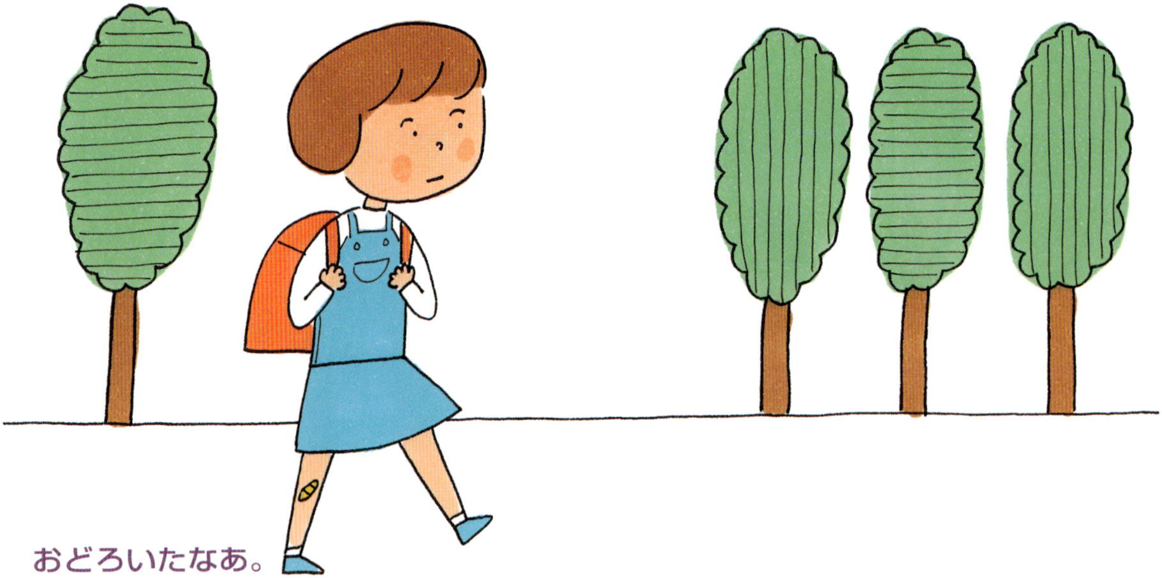

おどろいたなあ。

カリンちゃんのこころには、キズがあったんだ……。

でも、校長先生が言っていたみたいに、

わたしたちバラバラにならなかったな。

よかった……。

こころって、ほんとうのことを言えないと、キズついちゃうんだな。

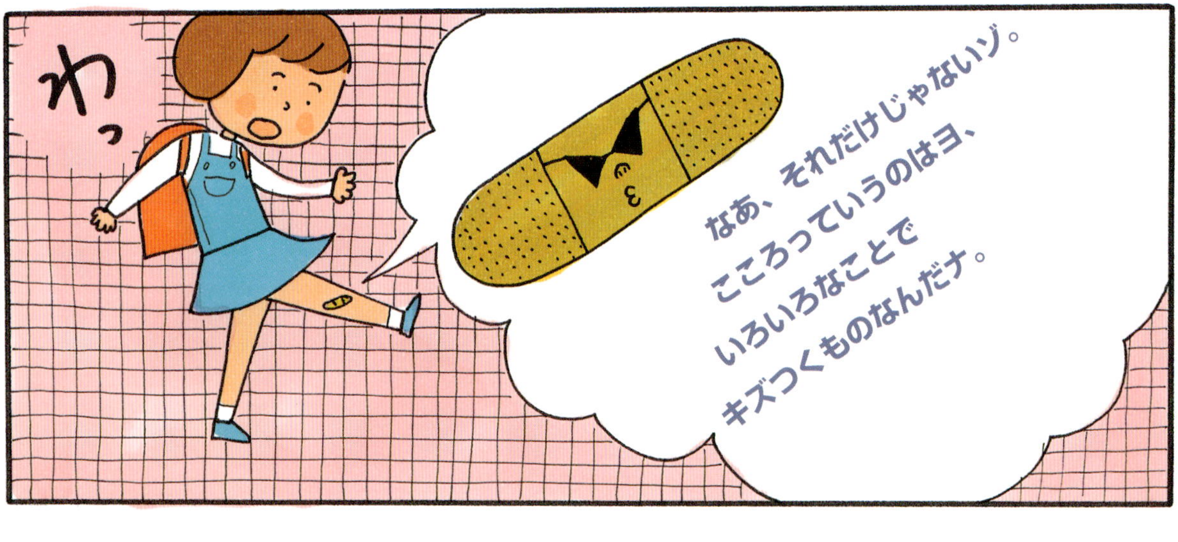

わっ
なあ、それだけじゃないゾ。
こころっていうのはヨ、
いろいろなことで
キズつくものなんだナ。

それに、
こころのキズってのは、
足のキズみたいにすぐにはわからない。
だから、
見つけにくいんダナ。

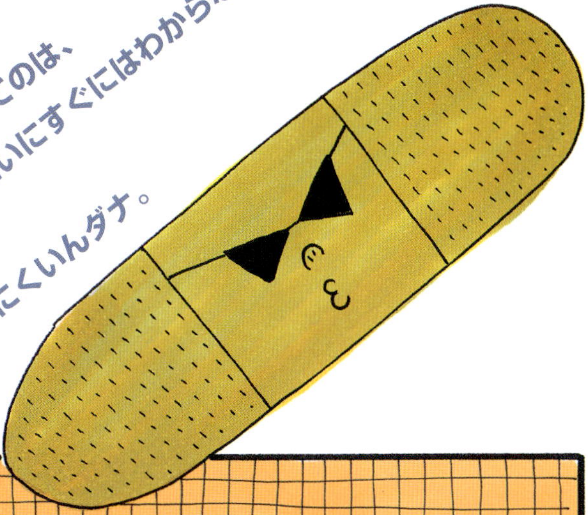

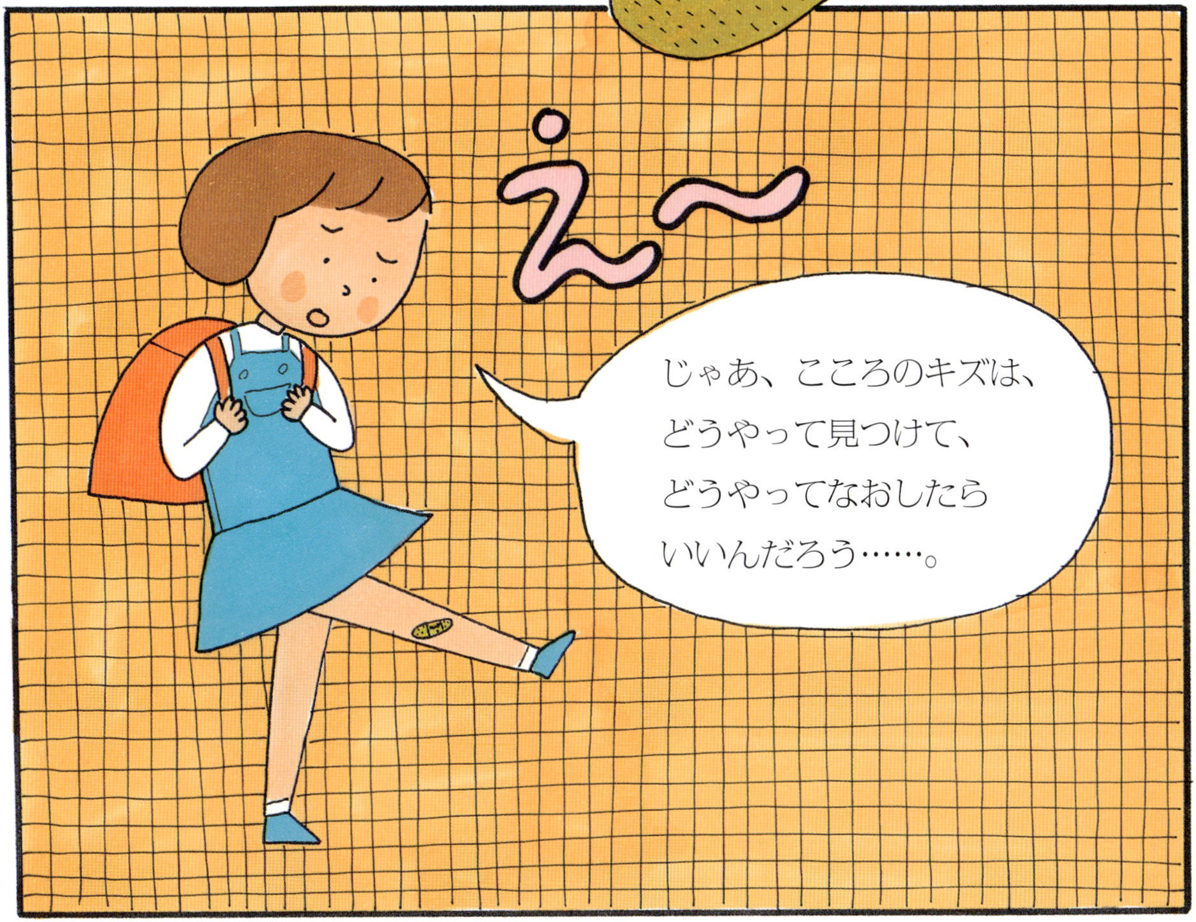
え〜
じゃあ、こころのキズは、
どうやって見つけて、
どうやってなおしたら
いいんだろう……。

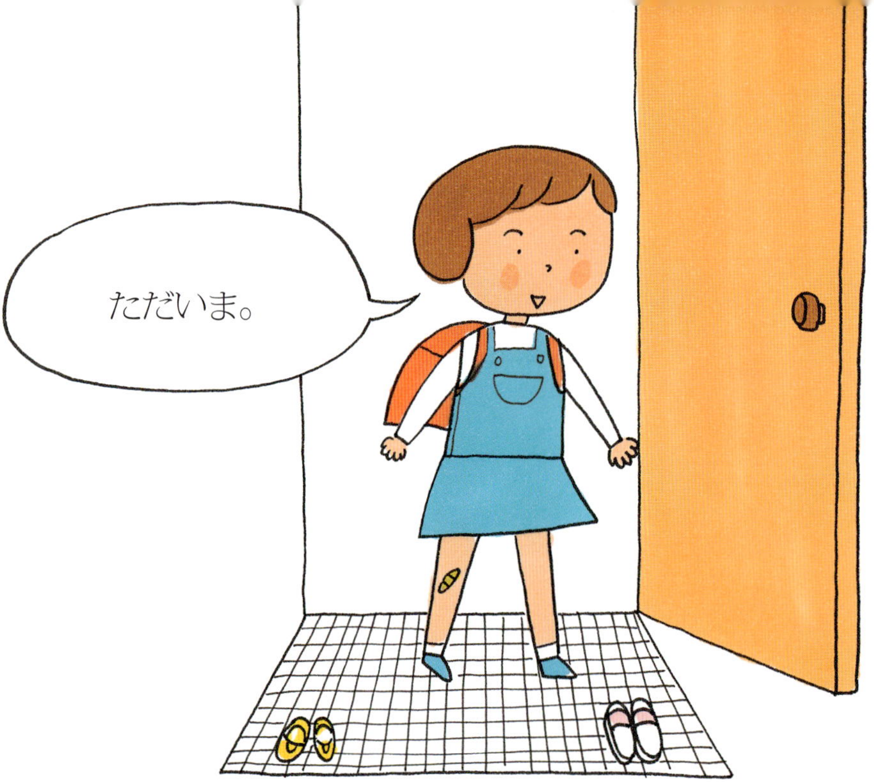

家に帰ると、弟のマコトが、大きな音でゲームをしていました。

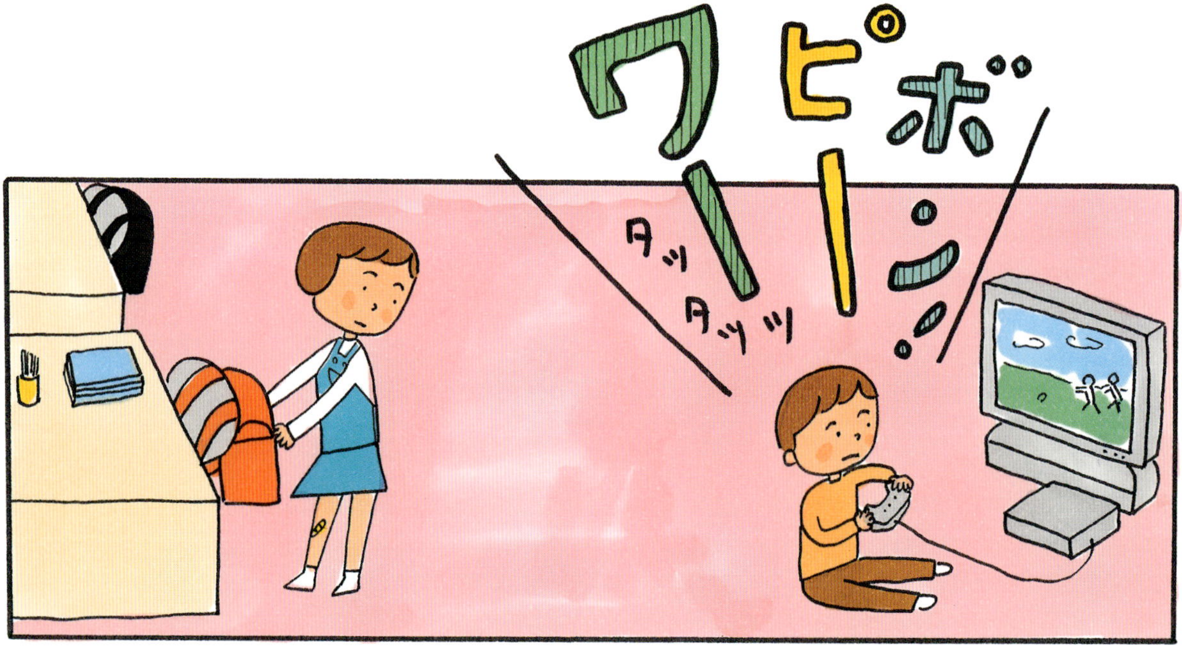

ゲームの音が大きすぎて、
本が読めません。

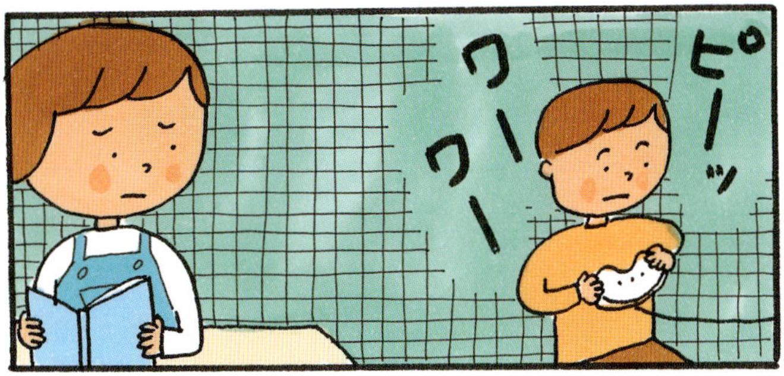
ピーッ
ワーワー

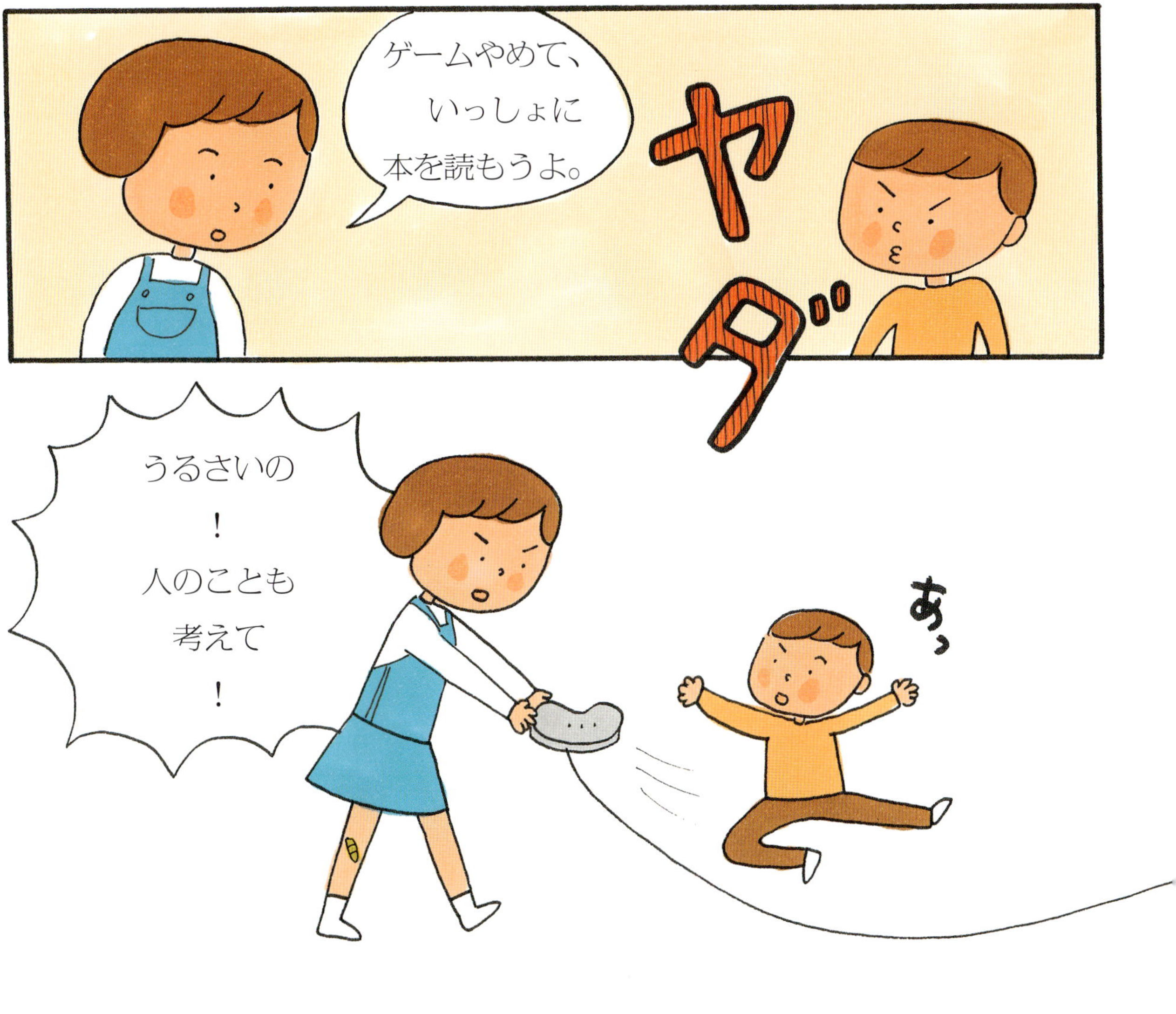
ゲームやめて、いっしょに本を読もうよ。
ヤダ
うるさいの！人のことも考えて！
あっ

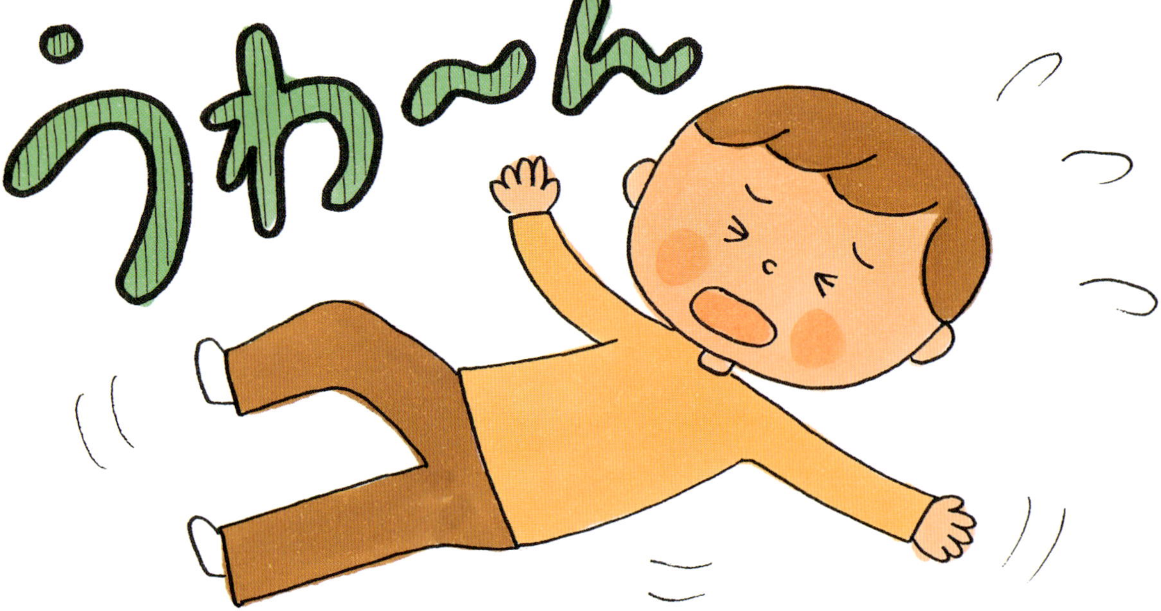
うわ〜ん

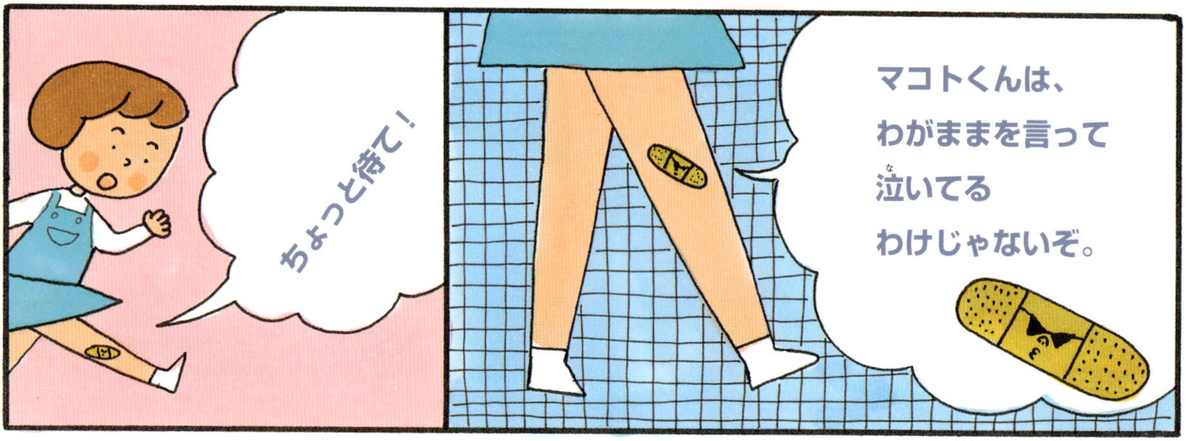
ちょっと待て！
マコトくんは、
わがままを言って
泣《な》いてる
わけじゃないぞ。

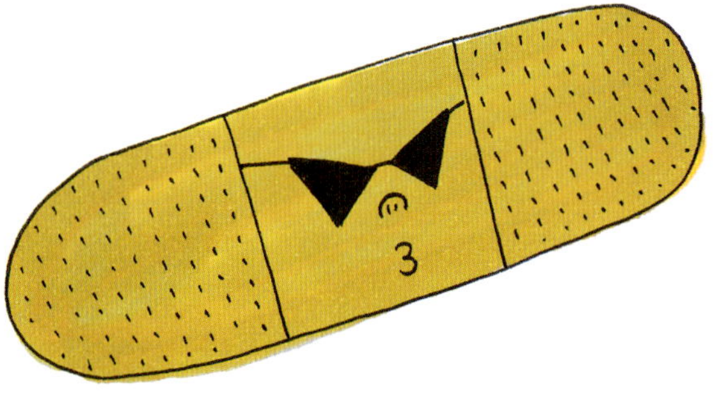

ユカちゃん、
ちょっくら話を聞いてみろよ。

「どうしたの？
マコト。
学校でなにかあったの？」

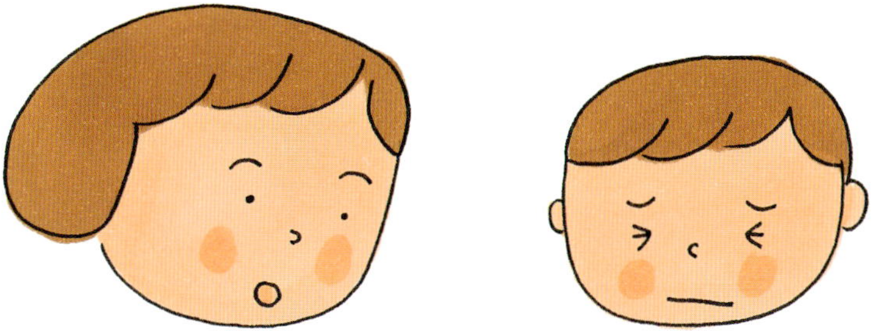

昼休みに本を読んでいたら、
「本ばっかり読んでいるヤツは、サッカーに入れてやらない」
って、友だちに言われたんだ。
だから、もう、本なんて読まない
！

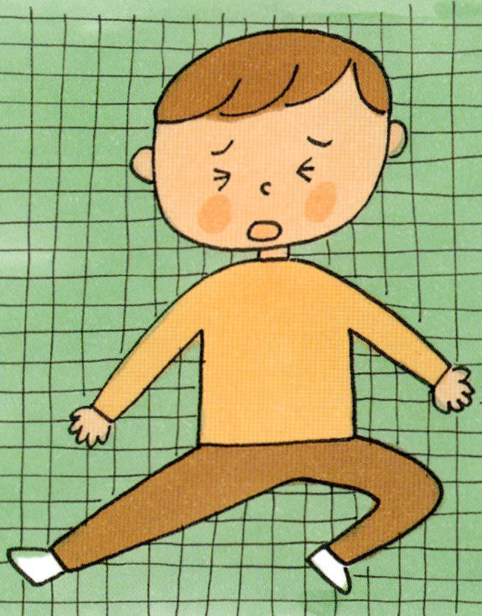

そうか、
マコトのこころは
キズついたんだネ。

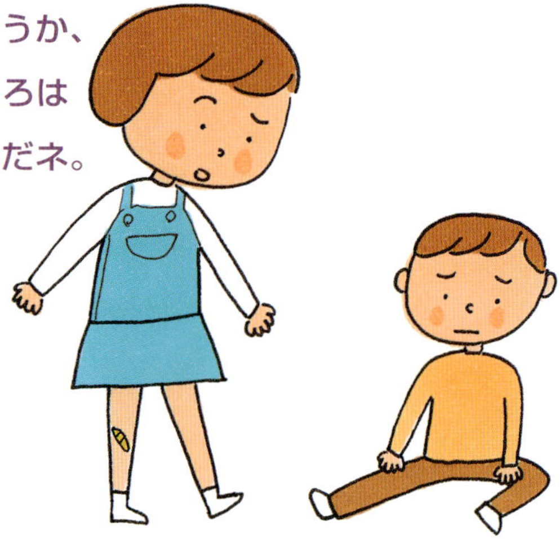

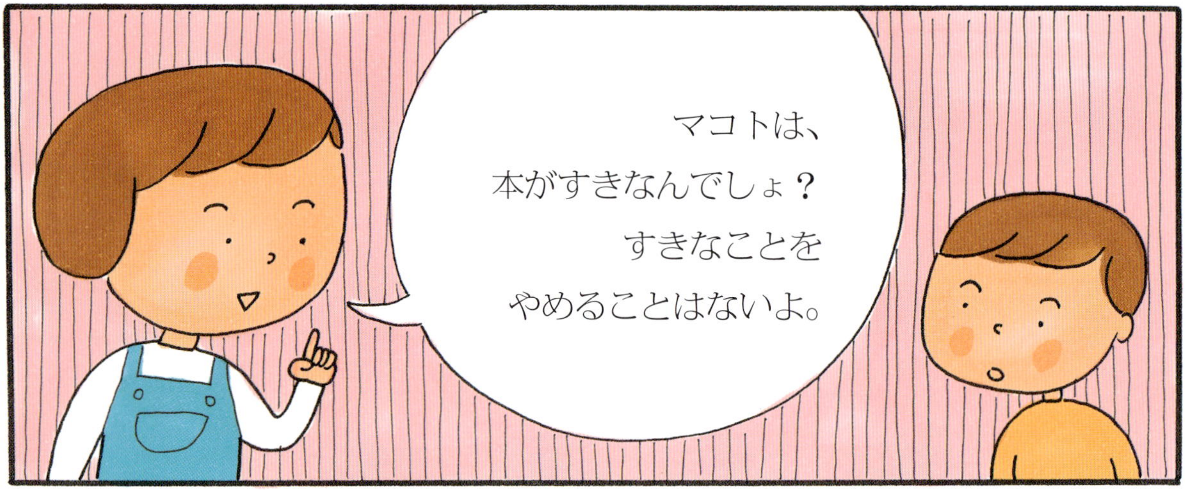
マコトは、本がすきなんでしょ？すきなことをやめることはないよ。

「図書委員になれば、
どうどうと図書館に行けるよ」って、
マコトに教えてあげました。

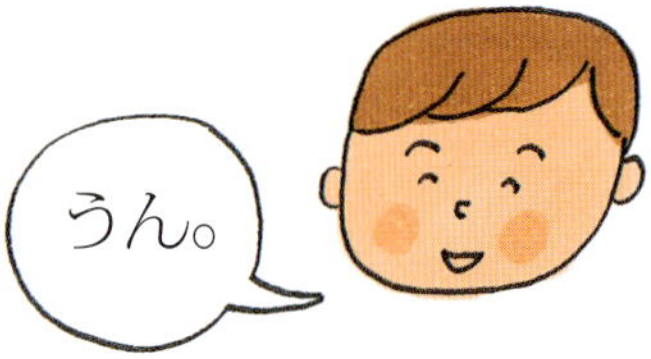
うん。

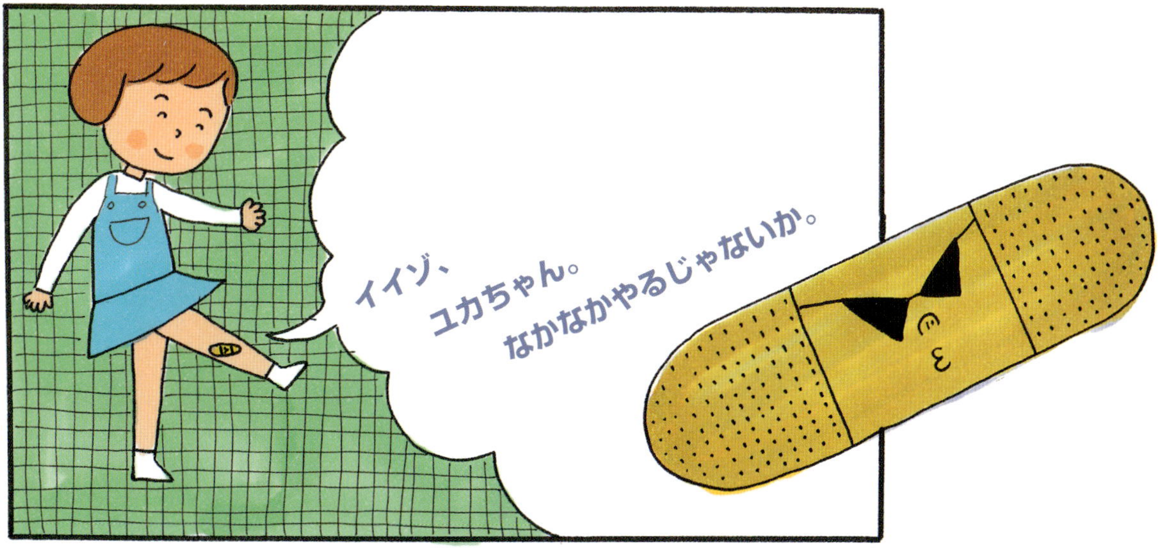
イイゾ、
ユカちゃん。
なかなかやるじゃないか。

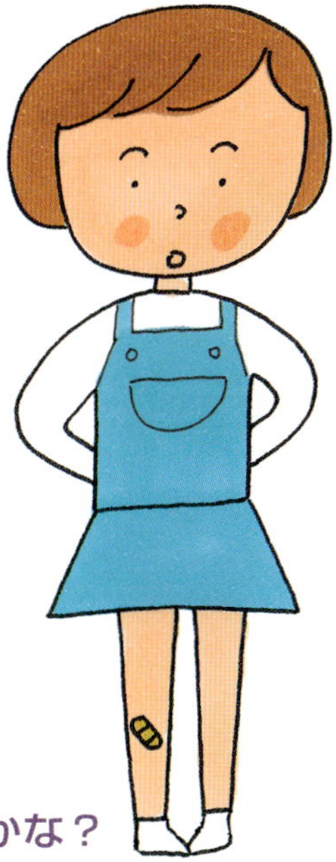

こころの中って、
外からは見えない。

こころのキズも、
外からは見えない。

でも、キズついているのかな？
って感じることはできるし、キズをなおしていくこともできるみたい……。

―― そういえば、わたしのこころも、いろんなことでキズついてたんだ。――

しかられたとき
「おねえちゃんなんだから！」

うそをついたとき
「わたし、80点だったよ。」

信（しん）じてもらえなかったとき
「へいきだろ！」
「おなかイタイ。」

ぜんぶ、ぜんぶ、こころがキズついて、
チクチクしてたんだね。
もっとべつのことでも、
キズついちゃうのかな？
なんだかこわいな……。

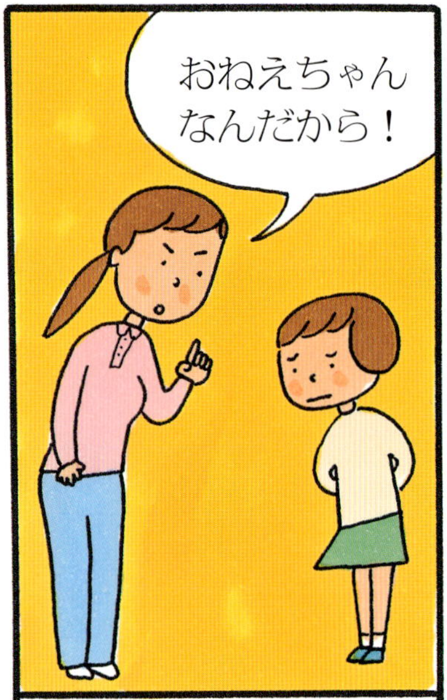

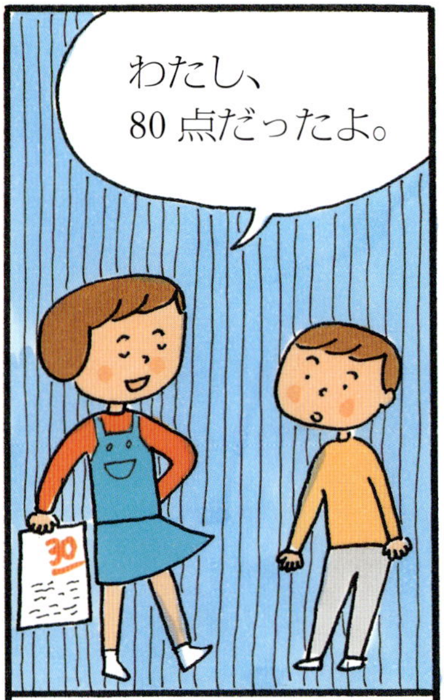

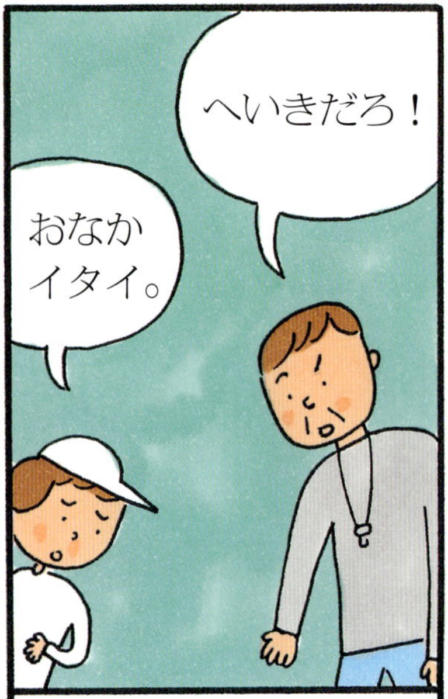

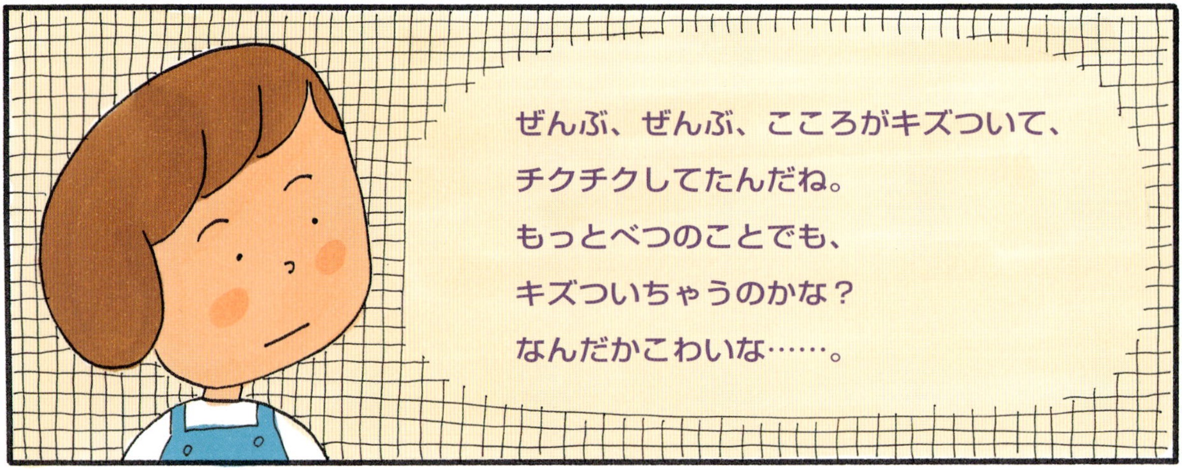

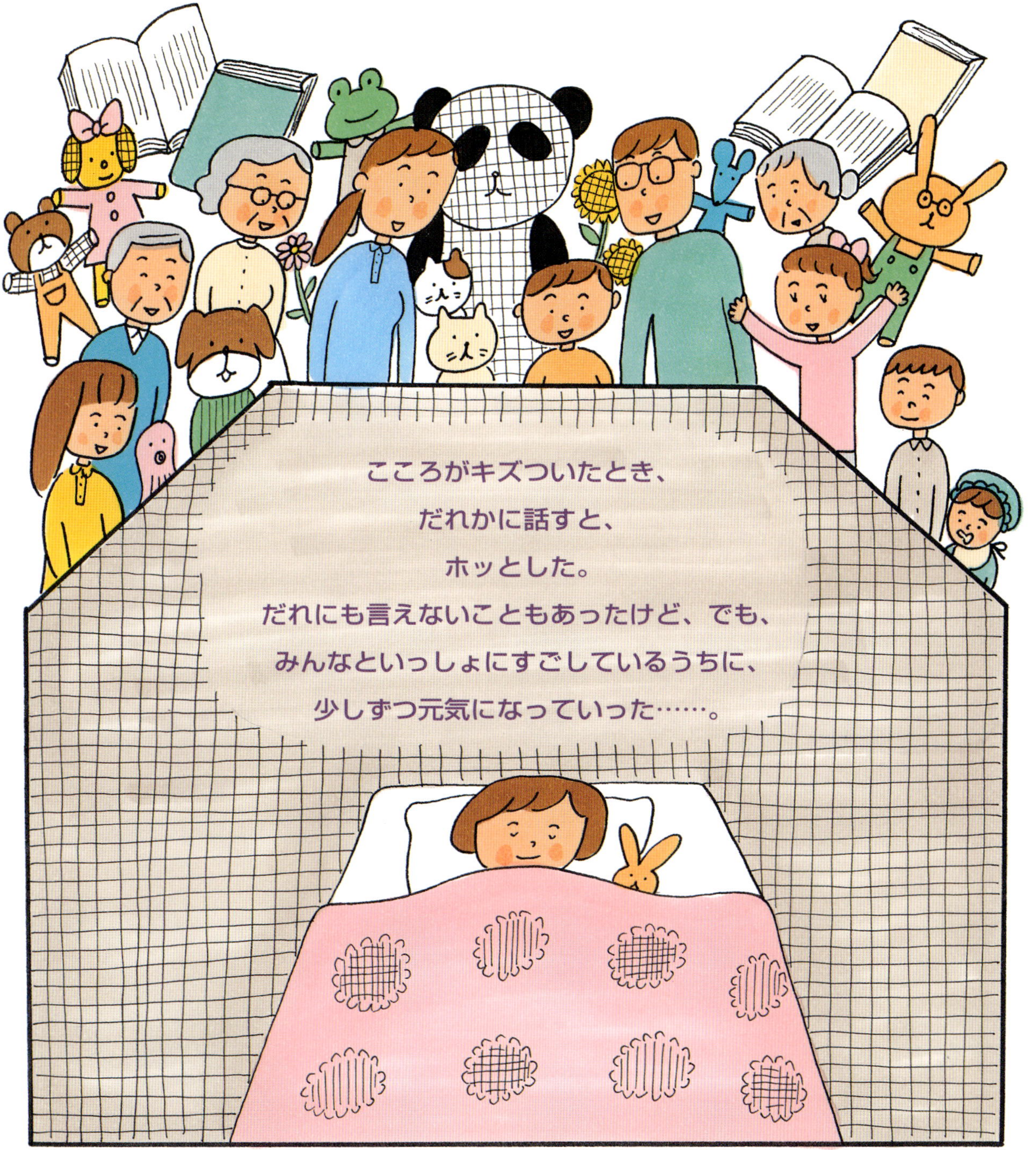
こころがキズついたとき、
だれかに話すと、
ホッとした。
だれにも言えないこともあったけど、でも、
みんなといっしょにすごしているうちに、
少しずつ元気になっていった……。

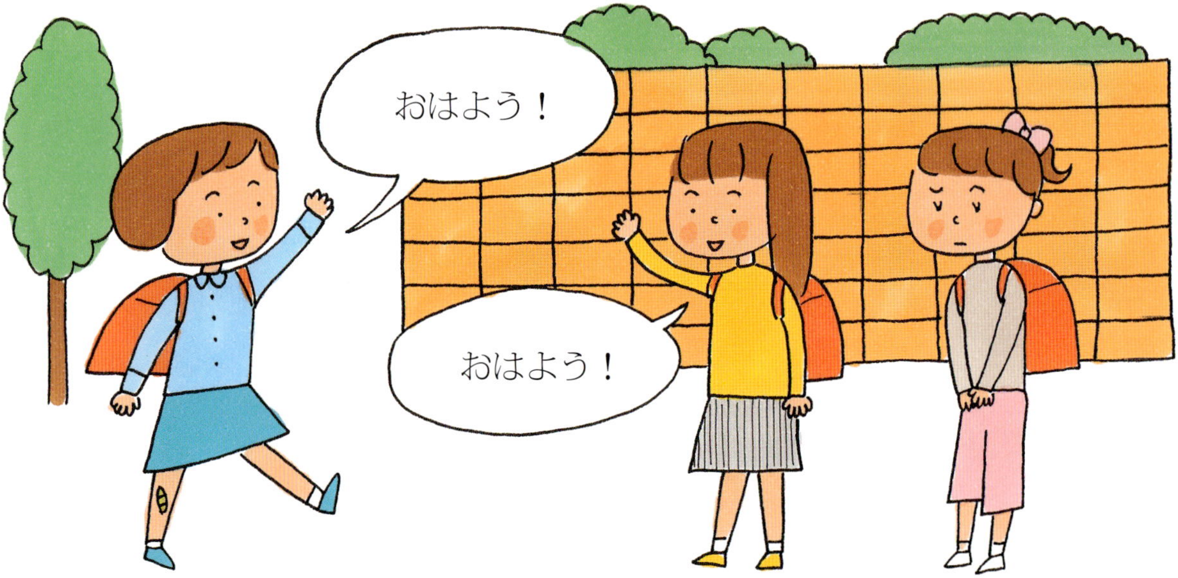
おはよう！
おはよう！

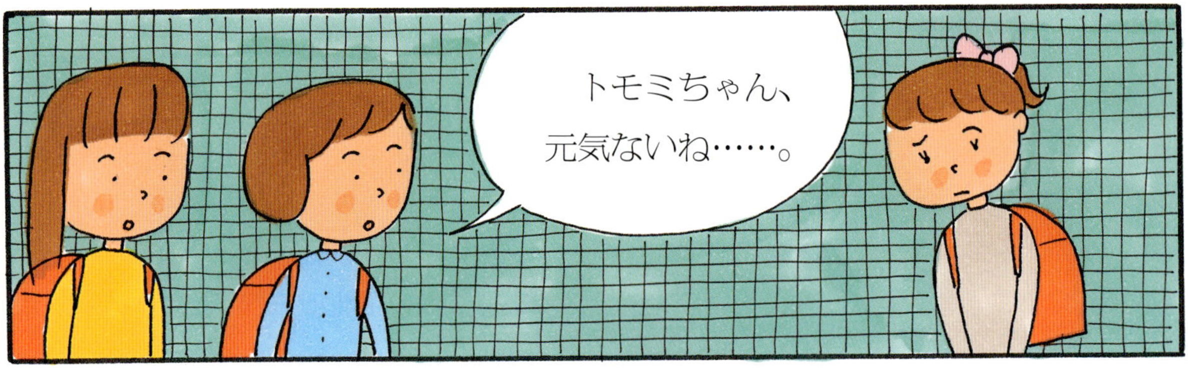
トモミちゃん、
元気ないね……。

「カリンちゃん、
昨日《きのう》、
いい子ぶってるって言って、
ごめんね。
ママにしかられて、
イライラしてたから、
ひどいこと言っちゃった。」

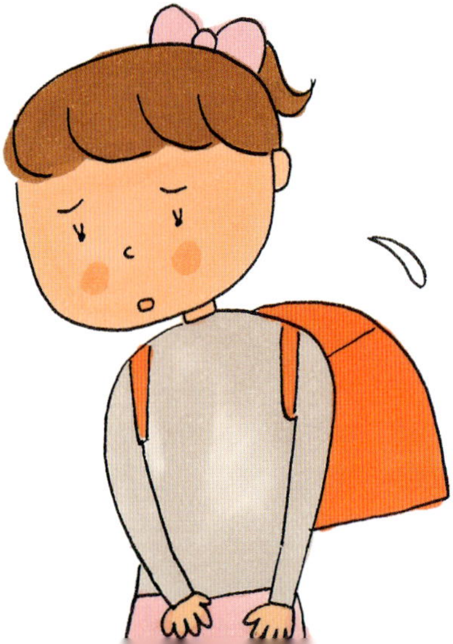

そうか！

トモミちゃんのこころも、キズついていたんだ！！

そうだったの。
もういいよ！
トモミちゃん。

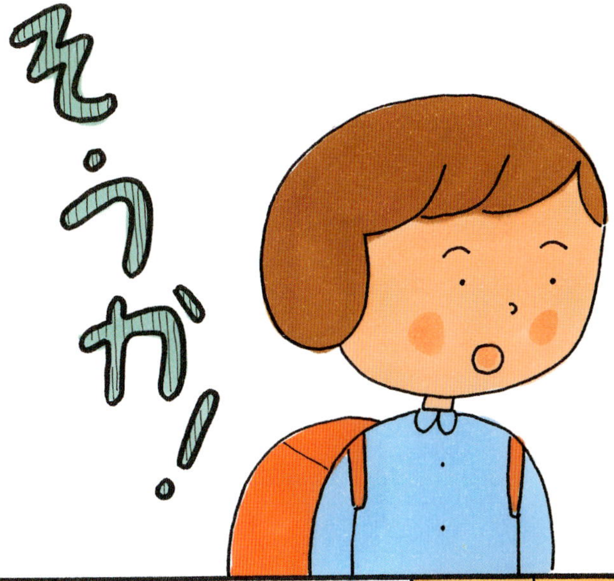

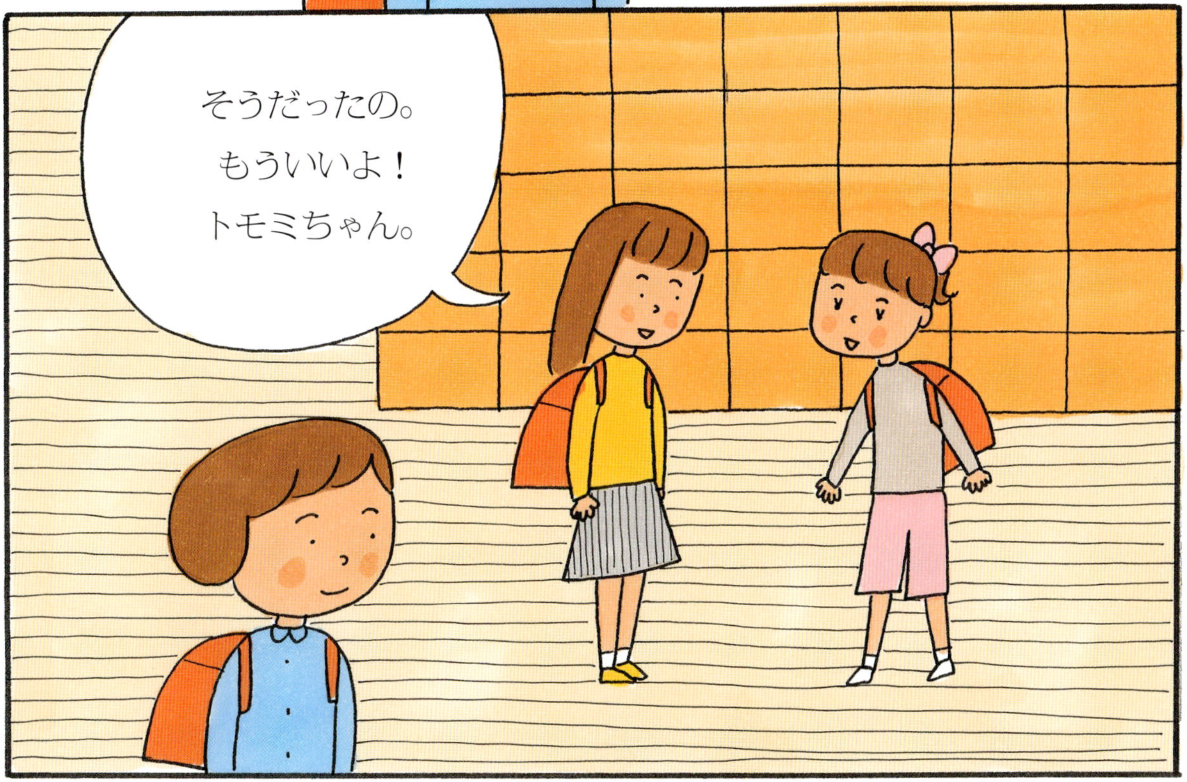

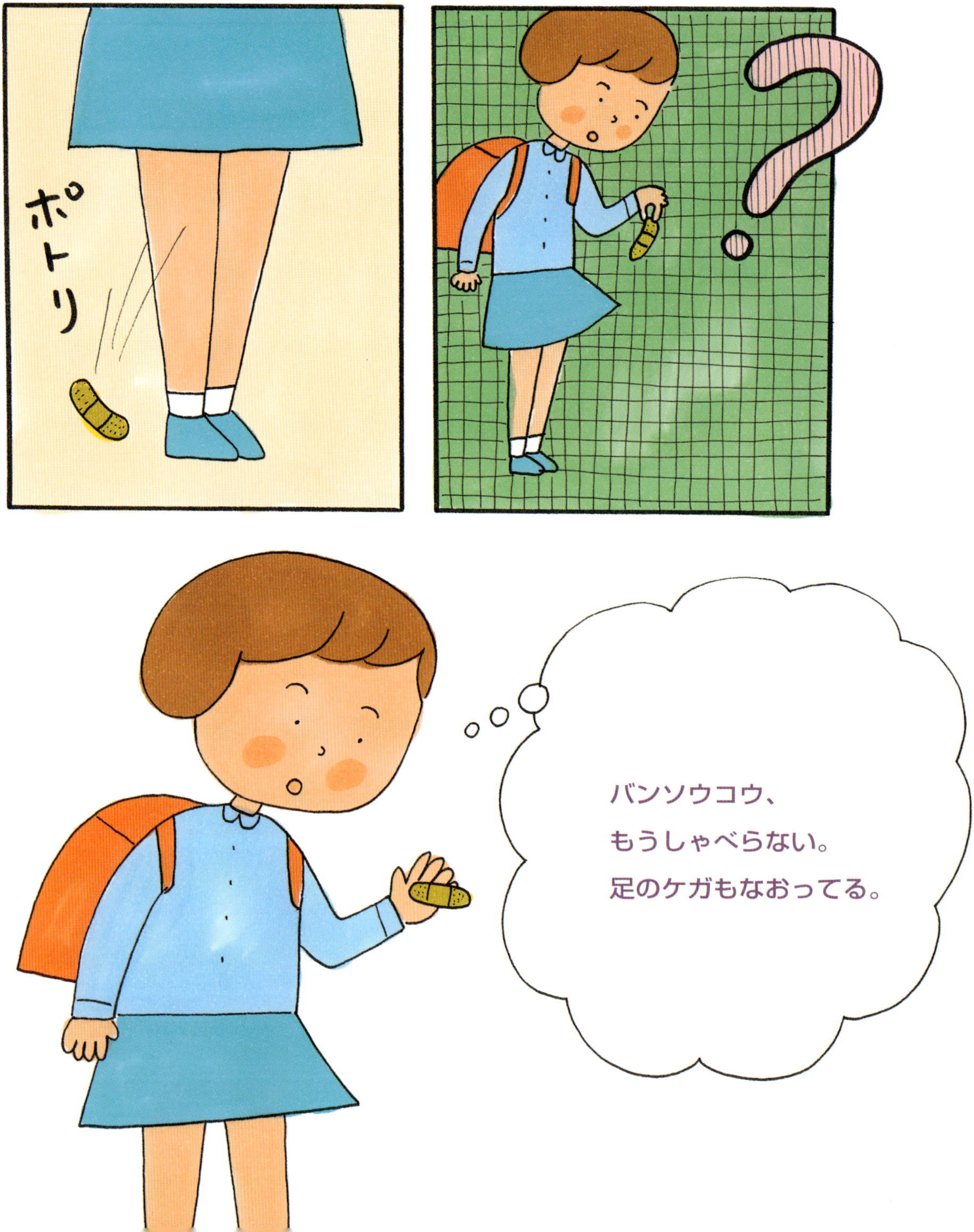
ポトリ
バンソウコウ、
もうしゃべらない。
足のケガもなおってる。

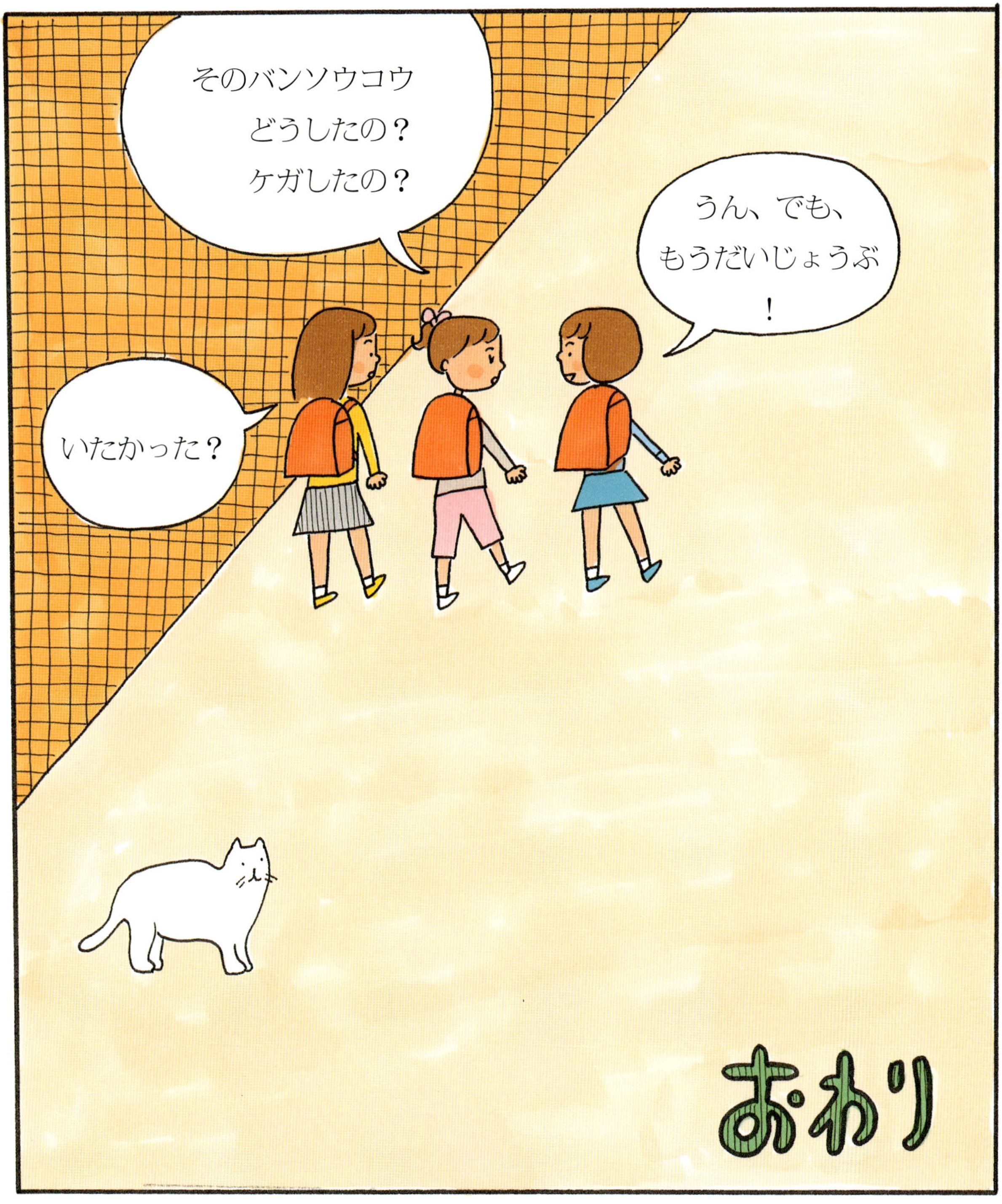
そのバンソウコウ どうしたの？ ケガしたの？
いたかった？
うん、でも、もうだいじょうぶ！
おわり

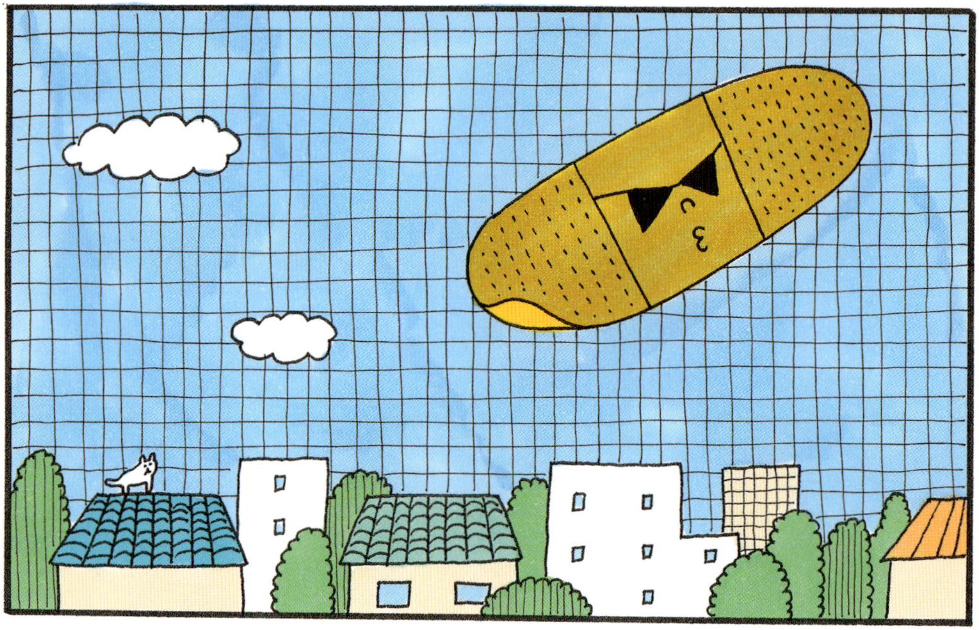

絵本をつくりながら考えたこと

というわけで、大好きなイラストレーター、益田ミリさんといっしょに、生まれて初めて「絵本」を作ってみました。

しかも、「かわいい絵本」でも「笑える絵本」でもなくて、「考える絵本」です。

私の仕事は精神科医、よく「こころのお医者さん」などと言われます。だから、「こころについて考える」というテーマはすぐに決まりました。

でも、そこからがたいへん。だって絵本なのだから、その「こころ」を何かの絵にしなければならないのだけれど、これまで「こころ」を写真に撮ったり、正確なイラストで描いたりした人はいません。目に見えない、からだの中にあるのか外にあるのかもわからない、それが「こころ」というものだから。

「こころ」をどうやって絵にしよう。「こころの傷」をどう表現しよう。ミリさんや編集者のみなさんとああでもない、こうでもない、と何度も話し合いを重ねました。

そして、生まれたのが、ちょいワルばんそうこうのキャラクター。こころが傷ついたときにどこからともなくやって来て、「だいじょうぶか？　がんばれよ」と声をかけてくれる。そうして、傷ついた人が自分のこころときちんと向き合って考えれば、いつのまにかちゃんと傷もなおり、ちょいワルくんもどこかに消えていく。

そうそう、こころってまさにこんなもの。ミリさんの描くイラストを見ながら、傷ついて私の診察室にやってきて、その後、元気になって、学校や職場に戻っていったいろんな人の顔が、私のこころに浮かびました。あの人たちもきっと、自分のばんそうこうに出会ったにちがいない。もしかすると、精神科医として私も、その人たちのばんそうこうの役割をはたしたのかもしれません。

もし、心が傷ついたときは、あなたもきっとばんそうこうに出会えます。

そしてあなたもいつか、友だちのこころの傷のばんそうこうになってあげてください。

そうしたら、あなたの中のちょいワルくんも、「ふふん、なかなかやるじゃないか」と喜んでくれるでしょう！

香山リカ

文 香山リカ かやま・りか

1960年北海道札幌市生まれ。東京医科大学卒。精神科医、立教大学現代心理学部映像身体学科教授。臨床経験を生かして、新聞、雑誌で社会批評、文化批評、書評などを手がけ、現代人の“心の病”について洞察を続けている。主な著書に『〈いい子〉じゃなきゃいけないの？』（ちくまプリマー新書）、『10代のうちに考えておくこと』（岩波ジュニア新書）、『親子という病』（講談社現代新書）、『テレビゲームと癒し』（岩波書店）、『ＮＡＮＡ恋愛勝利学』（集英社文庫）他多数。ホームページ：http://www.caravan.to

絵 益田ミリ ますだ・みり

1969年大阪府生まれ。イラストレーター。他に、エッセイ、マンガも手掛ける。著書に、『すーちゃん』『結婚しなくていいですか。すーちゃんの明日』『47都道府県女ひとりで行ってみよう』『上京十年』（以上、幻冬舎）、『お母さんという女』『オトーさんという男』『大阪人の胸のうち』『女湯のできごと』（以上、光文社）、『ふつうな私のゆるゆる作家生活』『OLはえらい』（以上、文芸春秋）、『最初の、ひとくち』（世界文化社）、『ピンク・レディー世代の女のコたちへ』（いそっぷ社）などがある。

シリーズ編集委員

野上 暁 のがみ・あきら

1943年生まれ。評論家、作家。白百合女子大児童文化学科講師、東京成徳大学子ども学部講師。児童文学学会、日本ペンクラブ会員。著書に『おもちゃと遊び』（現代書館）、『日本児童文学の現代へ』『〈子ども〉というリアル』（パロル舎）、『子ども学　その源流へ』（大月書店）など。

ひこ・田中 ひこ・たなか

1953年生まれ。児童文学作家。『お引越し』（ベネッセ／講談社文庫）で椋鳩十賞受賞、『ごめん』（偕成社）で産経児童出版文化賞受賞、後に映画化。他の著書に『カレンダー』（講談社文庫）、『大人のための児童文学講座』（徳間書店）など。サイト「児童文学書評」を主宰。http://www.hico.jp/

装丁・デザイン＝杉浦範茂

考える絵本●1　こころ

2009年6月19日　第1刷発行　2019年4月1日　第5刷発行
定価はカバーに表示してあります

著者●香山リカ、益田ミリ

発行者●中川進

発行所●株式会社 大月書店
〒113-0033　東京都文京区本郷2-27-16
電話（代表）03-3813-4651　FAX 03-3813-4656
振替 00130-7-16387
http://www.otsukishoten.co.jp/

印刷●精興社

製本●ブロケード

ISBN978-4-272-40661-6 C8310